护理管理与风险防范

主 编 王美玲 王卫华 李惠君
徐玲玲 鞠晓青 刘美丽

四川科学技术出版社

图书在版编目（CIP）数据

护理管理与风险防范 / 王美玲等主编. —成都：
四川科学技术出版社，2023.3
ISBN 978 - 7 - 5727 - 0926 - 5

Ⅰ.①护⋯ Ⅱ.①王⋯ Ⅲ.①护理学—管理学
Ⅳ.①R47

中国版本图书馆 CIP 数据核字（2023）第 047175 号

护理管理与风险防范

HULI GUANLI YU FENGXIAN FANGFAN

主　　编　王美玲　王卫华　李惠君　徐玲玲　鞠晓青　刘美丽

出 品 人　程佳月
责任编辑　李迎军
助理编辑　王天芳
封面设计　刘　蕊
责任出版　欧晓春
出版发行　四川科学技术出版社
　　　　　成都市锦江区三色路 238 号　邮政编码 610023
　　　　　官方微博：http://weibo.com/sckjcbs
　　　　　官方微信公众号：sckjcbs
　　　　　传真：028 - 86361756
成品尺寸　185mm×260mm
印　　张　13
字　　数　300 千
印　　刷　成都博众印务有限公司
版　　次　2023 年 3 月第 1 版
印　　次　2023 年 3 月第 1 次印刷
定　　价　68.00 元

ISBN 978 - 7 - 5727 - 0926 - 5

邮　　购：成都市锦江区三色路 238 号新华之星 A 座 25 层　邮政编码：610023
电　　话：028 - 86361770

■版权所有·翻印必究■

本书编委会

| 主　编 | 王美玲 | 王卫华 | 李惠君 | 徐玲玲 | 鞠晓青 | 刘美丽 |

主　编　　王美玲　王卫华　李惠君　徐玲玲　鞠晓青　刘美丽
副主编　　林丽丽　秦军丽　宋晓芳　王珍珍　王冬梅　樊晓珂
　　　　　邹美琪　冷津楠　田芳妮　高会娟　柯昌玲　栾梅桦
编　委　　王美玲　威海市中医院
　　　　　王卫华　荣成市港西镇卫生院
　　　　　李惠君　威海市中医院
　　　　　徐玲玲　威海市中医院
　　　　　鞠晓青　威海市中医院
　　　　　刘美丽　威海市中医院
　　　　　林丽丽　威海市中医院
　　　　　秦军丽　威海市中医院
　　　　　宋晓芳　威海市中医院
　　　　　王珍珍　威海市中医院
　　　　　王冬梅　威海市中医院
　　　　　樊晓珂　威海市中医院
　　　　　邹美琪　威海市中医院
　　　　　冷津楠　威海市中医院
　　　　　田芳妮　威海市中医院
　　　　　高会娟　威海市中医院
　　　　　柯昌玲　威海市中医院
　　　　　栾梅桦　威海市中医院
　　　　　姜　青　威海市中医院
　　　　　姜姗姗　威海市中医院
　　　　　周仁彦　威海市中医院
　　　　　许惠敏　威海市中医院
　　　　　张亚平　威海市中医院
　　　　　龙晓燕　威海市中医院

前　言

随着科学技术的发展、社会的进步，人们对健康和医疗服务质量提出了更高的要求，医院面临着如何改进服务、提高医疗护理质量与安全等重要问题。临床护理在医院工作中是必不可少的重要组成部分，因此，护理管理好坏是保证医院工作发展的核心之一。为此，我们在工作之余，参阅大量的国内外文献，编撰成《护理管理与风险防范》一书。

本书内容共 7 章，包括绪论、护理质量管理、护理信息管理、医院感染管理、护理风险与安全管理、各种护理风险管理、护理行政管理制度。本书与现代管理科学技术和国家卫健委的相关法规紧密结合，系统、详细地介绍了临床护理工作管理及风险防范的内容，融科学性、实用性及可操作性为一体，适合广大护理人员、护理管理者及护理院校师生阅读。

限于编者学识水平，虽然参考了大量的护理书籍和资料，但疏漏和不足之处在所难免，敬请读者和同仁不吝赐教。

编　者

2022 年 12 月

目　录

第一章　绪　论 ……………………………………………………………… 1

　第一节　护理管理概述 …………………………………………………… 2

　第二节　护理管理的特点、作用及影响因素 …………………………… 3

　第三节　护理管理的基本任务和内容 …………………………………… 5

　第四节　护理管理的工作程序 …………………………………………… 6

　第五节　护士长在护理管理中的作用 …………………………………… 8

第二章　护理质量管理 ……………………………………………………… 11

　第一节　护理质量管理概述 ……………………………………………… 12

　第二节　护理质量管理的标准 …………………………………………… 15

　第三节　护理质量管理的方法 …………………………………………… 18

　第四节　护理质量的评价 ………………………………………………… 19

第三章　护理信息管理 ……………………………………………………… 24

　第一节　护理信息学概述 ………………………………………………… 25

　第二节　护理信息管理概述 ……………………………………………… 26

　第三节　护理信息系统 …………………………………………………… 27

第四章　医院感染管理 ……………………………………………………… 30

　第一节　医院感染的概念及内涵 ………………………………………… 31

　第二节　医院感染的分类 ………………………………………………… 32

　第三节　医院感染的诊断步骤和原则 …………………………………… 33

　第四节　医院感染的监测 ………………………………………………… 34

　第五节　医院感染的病原学预防与控制 ………………………………… 36

　第六节　医院感染的管理体系与制度 …………………………………… 38

　第七节　消毒供应中心的管理 …………………………………………… 61

　第八节　手术室的管理 …………………………………………………… 64

　第九节　清洁、消毒与灭菌的管理 ……………………………………… 78

　第十节　急诊科的管理 …………………………………………………… 83

第十一节　重症监护室的管理 …………………………………… 93

第十二节　血液透析室的管理 …………………………………… 106

第十三节　静脉用药调配中心的管理 …………………………… 108

第五章　护理风险与安全管理 …………………………………… 121

第一节　护理风险概述 …………………………………………… 122

第二节　护理风险的识别 ………………………………………… 125

第三节　护理风险的管理 ………………………………………… 126

第四节　护理安全管理 …………………………………………… 130

第六章　各种护理风险管理 ……………………………………… 134

第一节　门诊护理风险与管理 …………………………………… 135

第二节　急诊护理风险与管理 …………………………………… 138

第三节　病房护理风险与管理 …………………………………… 140

第四节　基础护理风险与管理 …………………………………… 143

第五节　内科护理风险与管理 …………………………………… 147

第六节　外科护理风险与管理 …………………………………… 152

第七节　妇科护理风险与管理 …………………………………… 157

第八节　产科护理风险与管理 …………………………………… 160

第九节　儿科护理风险与管理 …………………………………… 165

第十节　手术室护理风险与管理 ………………………………… 170

第十一节　ICU 护理风险与管理 ………………………………… 173

第十二节　供应中心护理风险与管理 …………………………… 176

第七章　护理行政管理制度 ……………………………………… 179

第一章 绪 论

第一节 护理管理概述

管理学是由社会科学、自然科学和其他学科相互渗透融合形成的一门综合性学科。现代管理学之父彼得·德鲁克（Peter F. Drucker）说，管理是所有组织特有和独具特色的工具。社会实践活动领域是多样化的，不同组织有不同的管理方式，不同的社会组织有不同解决问题的管理原理和方法，由此形成了各种不同门类的管理学科。

一、护理管理的概念

护理管理是将管理的科学理论和方法在护理管理实践中应用的过程，其任务是研究护理管理的特点，找出其规律性，对护理管理工作中涉及的诸多要素（人、目标、任务、信息、技术等）进行综合统筹，使护理系统实现最优运转，以提高护理工作效率。

世界卫生组织（WHO）对护理管理的定义是：护理管理是为了提高人们的健康水平，系统地利用护士的潜在能力和其他有关人员、设备、环境和社会活动的过程。美国护理学专家吉利斯（Gillies D. A.）认为护理管理过程应包括：资料收集、规划、组织、人事管理、领导与控制的功能。归纳起来，护理管理就是对护理工作的诸多要素，如人员、时间、信息、技术、设备等，进行科学的计划、组织、领导、协调、控制，从而使护理系统有效地运转，放大系统的效能，实现组织目标。

二、护理管理的发展史

自从有了人类就有了护理活动，但早期的护理既不系统，也不规范，更谈不上科学。真正的科学护理管理是从近代护理学创始人弗洛伦斯·南丁格尔（Florence Nightingale）时期开始的。1853年，南丁格尔在伦敦哈雷街成立了一家看护所，开始尝试用科学的方法进行护理管理。1854—1856年克里米亚战争期间，南丁格尔率领38名护理人员奔赴前线救治伤病员，她不仅采用先进的技术加强护理，而且注重护理管理，在伤病员的疾病恢复期发挥了巨大的作用，使伤病员死亡率从50%降至2.2%。

南丁格尔在护理管理上的贡献主要体现在以下几个方面：在行政制度方面，设立护理管理岗位并给予授权；在环境和设备方面，注意清洁卫生，温湿度适宜及通风采光等；在人力管理方面，简化工作程序，加强护理技能培训；在患者管理方面，主张对患者不分信仰和贫富，给予同样的关爱和照顾；在其他管理方面，强调预防疾病的观念，并注重护理人员的福利待遇等。南丁格尔的努力对当时的护理管理的发展产生了深远的影响。

南丁格尔的护理管理实践证明科学的护理管理是提高护理质量的关键，护理管理的核心任务就是提高护理质量。自南丁格尔以后，世界各国护理管理者相继学习南丁格尔的护理管理模式，使护理管理学科有了较快发展，并逐渐从经验管理走上了科学管理的轨道。近年来，随着现代科技和医学科学的飞速发展、现代医学模式的转变以及人类健康观念的更新，护理工作的内容和对象发生了很大的变化，护理管理工作也同样拓展了更广阔的内容。

我国护理管理始于鸦片战争前后，首见于外国教会在中国各地设立的教会医院中。20 世纪 30 年代，医院护理管理组织日趋健全，初步形成了护理部主任—护士长—护士的管理层次。随后一些综合性医院成立了护理部，护理部设有护理部主任、护理秘书及助理员，护理部主任对护士长是业务领导关系，护士长受科主任及护理部主任双重领导，但护理部对全院护理人员的使用、晋升、管理无权决定。

中华人民共和国成立后，随着卫生事业的发展，我国护理工作进入了一个新的时期。在"面向工农、预防为主、团结中西医、卫生工作与群众运动相结合"的国家卫生工作总方针指引下，我国护理工作有了迅速的发展。随着护理组织的日趋健全，逐渐形成了比较全面、系统的管理制度。这些管理制度成为护理管理的重要依据，检查和督促规章制度的有效贯彻执行成为护理管理者工作的重要内容。

20 世纪 80 年代初，我国护理高等教育恢复并进一步发展，在高等护理教育课程中开设了"护理管理学"，护理管理者也在借鉴国外先进的护理理论、管理方法的基础上积极探索适合我国国情的临床护理工作模式以及相应的护理管理模式，护理管理组织体系逐步完善，形成了初步的护理管理理论体系，护理管理逐渐从经验管理转向标准化管理。

20 世纪 90 年代以后，随着现代管理学的发展与进步，护理管理学与现代管理学不断交叉、融合，护理管理学也得到迅速发展，护理管理者对如何有效地管理各种护理组织资源及服务群体，做了大量实证研究并发表护理管理研究学术论文，出版了许多护理管理专著，有效地促进了我国护理管理学科的建设与发展，护理管理学也逐渐形成了自己的学科体系，护理管理工作逐渐朝现代化、科学化、标准化、制度化和法治化的方向发展。

（王美玲）

第二节　护理管理的特点、作用及影响因素

一、护理管理的特点

（一）护理管理要适应护理学科的特点

护理学作为独立的学科有其自身的规律性。护理学要综合应用人的心理和生理相互关系的知识，以及自然科学、社会科学、人类科学方面的知识，帮助、指导、照顾人们保持或重新获得体内、外环境的相对平衡，以达到身心健康、精力充沛。在医学模式向生物—心理—社会医学模式转变的过程中，护理工作有了较大的发展，更显示出其独立

的、自身的规律和特点。护理管理必须适应这种发展和进步，如在医院护理工作中如何协调完成好护理患者和辅助医生诊治的双重任务；护理工作的分工和人员训练如何适应实施整体护理的需要；如何培养和保持护士的良好素质以适应护理工作的特殊要求；管理工作如何加强职能以保证护理工作科学性、连续性和服务性的统一，以及充分考虑护理人员的性别特点等。

（二）护理管理具有很强的综合性和实践性

1. 护理管理的基础是一般管理学原理，管理学是一门综合性应用学科。影响管理活动的因素是多种多样的，要搞好管理工作，需考虑到组织系统内外多种错综复杂的因素，要应用多种学科的研究成果，如经济学、社会学、行为科学、运筹学、系统工程、电子计算机等。在护理管理中，来自系统内外的影响因素也是十分复杂的，如政策、法律、环境设备、技术水平、组织机构、目标、人员状况等，所以护理管理也要综合考虑多方面因素，综合利用各方面知识和理论。

2. 护理管理的实践性表现为其具有可行性。护理管理的理论能够应用于实践，才能真正发挥这一学科的作用。因此，在学习和研究的过程中，应注意总结和结合我国的实际情况，建立符合我国国情的护理管理学。

（三）护理管理具有广泛性

主要表现在护理管理的对象和范围广泛及参加护理管理的人员广泛两方面。一方面，护理管理对护理工作所涉及的范围及所需要的资源都要进行管理，如组织、人员、技术、质量、科研、教学、经济等方面及病房、门诊等各部门的管理。另一方面，在护理工作中，进行护理管理活动的人员也更加广泛。护理管理的人员大体可分为三个层次，不同层次担负的责任不同，护理部正、副主任作为上层主管人员，负责组织指导全院性护理工作，制定标准、控制质量等；科护士长是中层主管人员，其主要责任是组织贯彻执行上级制定的政策，指导下层护理管理人员的工作；病房护士长或护士组长是下层管理人员，他们主要是管理和指导所属护理人员护理患者。在临床护理工作中，每一位护理人员都参与了病房管理、病员管理、物品管理等，都要进行一定的管理活动，一位称职的护理人员应当具备一定的管理经验和能力。护理管理的广泛性不仅要求护理管理人员掌握更多的管理理论和知识，也要求管理知识更加普及。

二、护理管理的作用

随着社会发展和生产社会化程度的提高，人们越来越深刻地认识到管理的重要性，因此，对管理的要求也越来越高。在现代医学中，护理学作为一门独立的应用学科，是不可缺少的重要组成部分。卫生工作要想完成为人民健康服务的任务，提高工作效率和质量，离不开护理管理；护理学本身要想获得飞跃发展，也离不开科学管理，如美国阿波罗登月计划的总负责人韦伯博士在总结此项计划时说："我们没有使用一项别人没有的技术，我们的技术就是科学的组织管理。"这句话表明了管理在发挥科学技术的社会功能、提高系统的社会效益和经济效益中的作用。

护理管理是医院管理的重要组成部分，护理管理水平直接反映了医院的管理水平和医疗质量。高质量的护理管理可使门诊和病房工作井然有序，环境清洁安静；各种设备、物资保持在随时备用和性能良好状态；患者休养环境良好；患者身心处于最佳状态，接受准确、及时、连续的治疗和护理；医患关系更加融洽；各科之间、医护之间、后勤部门协同工作；环境卫生达到规定要求，减少医院感染的发生；护理人员在护理教学、科研、预防、保健中的作用发挥得更积极有效，护理工作达到更高层次的要求。护理管理的科学化也有利于医院建设和推动医学科学的发展。

三、护理管理的影响因素

护理管理不是一个封闭的系统，它受许多因素的影响。护理管理者的管理效果取决于他们能否及时准确地掌握内外环境的信息，及时、迅速地做出反应，以积极的态度应对变化。

（一）医疗机构外的因素

社会政治、经济、法律、道德、政府的政策、社会信仰、科技发展、人们的生活水平等方面都会对护理管理产生深远的影响，要求护理管理者及时预测及了解这些变化，并及时采取应对措施，以适应各种变化对护理的影响。

（二）医疗机构本身的因素

医疗机构的服务宗旨、目标、性质、机构设置、管理宽度、管理方法、管理控制的措施、地理位置、建筑及设备状况、信息系统、报酬补偿系统、服务质量控制体系及要求、工作效率、社会效益、员工的培训等都会影响护理管理的效果。

（三）护理人员的因素

护理人员的数量及背景、价值观和信仰、凝聚力、工作动机、社会关系和人际因素会影响护理管理的方式及方法。

（四）服务对象的因素

服务对象的性别、年龄、社会文化背景、健康问题的性质、对护理人员的期望值等均会影响护理管理。

由此可见，进行有效的护理管理，必须综合分析各种因素，充分利用有关的资源，并将理论和实践加以综合运用。

（王美玲）

第三节 护理管理的基本任务和内容

护理管理是以提高护理质量为主要目标，通过研究找出护理工作的特点，探讨护理工作的规律性，应用科学化管理护理全过程，为患者提供最良好的护理服务。

一、护理管理的基本任务

护理管理的基本任务是力求做到合理利用人力资源、有效控制护理系统、优化护理效应三个方面的统一，对护理组织管理、业务技术管理、质量管理、护理人员的教育培训管理等进行科学的管理，找出其系统性、规律性，以便对护理的人力、物力及其他资源进行系统而科学的计划、组织、决策、指挥、协调、控制及评价，以提高护理工作的效率和效果，提高护理质量，为患者提供优质的服务，更好地保护和增进人民的健康。所以，护理管理的任务是：①向人们提供最良好的护理；②应用科学化的管理过程。

二、护理管理的内容

（一）护理行政管理

护理行政管理是指护理工作组织形式、人力、物资、设备等合理分配和有效使用，以圆满实现医院的总目标，包括组织管理、人力管理、物资管理与经济管理。

（二）护理业务管理

护理业务管理是指保持和提高护理工作质量和效率的管理活动。包括解决护理业务技术问题；各项护理技术操作规范和制度的制定、执行和检查；各项护理工作质量指标的制定、监督、检查、评定及控制；新护理技术及业务的开展或改进推广；护理信息管理、护理科研的组织领导、护理人员技术档案的建立等多方面工作。

（三）护理教育管理

护理教育管理主要是培养管理人才，通过教育过程，提高护理管理能力，促进护理管理工作。包括为提高护理人员的素质与业务水平而采取的各种培训管理措施；护生的带教、护士的培训；在职护理人员知识、技术更新和提高，以及岗前培训、管理人才的培养等各方面的工作。

总之，护理管理的内容涵盖了护理的全过程，并以宏观控制和微观指导为手段，以组织管理为保证，以提高护理质量为核心，以业务技术和科研教育为重点的综合性管理。现代护理管理的内容充分体现出人才培养是基础，技术水平是保证，监督检查是手段，规范制度是标准，质量优劣是关键，促进健康是目的，达到护理管理最优化的丰富内涵。

（王美玲）

第四节　护理管理的工作程序

护理管理的程序第一步是评估，即对有关护理质量的诸多因素进行评估与分析；第二步是找出问题和确立目标，类似于临床上护理程序中的护理诊断；第三步是制订计划，列出解决问题的各种措施；第四步是实施；第五步是评价。

一、评估

当护士走上管理岗位时，首先，须根据所管辖区域的内外条件，估计有哪些因素可能影响护理质量，如何管理才能保证患者得到正确、及时、安全而有效的护理服务。例如一位新担任护理部主任职务的护士，她必须先了解医院的性质、任务、服务对象、患者危重程度、医疗上有哪些特长、收费方式、总目标等。其次要了解护理部与相关科室的工作划分是否清楚，协作如何。三是护理质量的现状，护士是否胜任全部护理工作，危重患者护理是否全部由护理人员负责，患者、家属、医生等有关人员对护理的评价，各项护理操作及工作程序有无规定，能否认真执行。四是护理人员的业务水平、素质，有无培训计划、年度论文（或科研）的要求。五是各项原有的护理管理制度是否完备，贯彻情况以及护士和患者的反映等。对上述情况经过分析即可评估本单位护理管理工作的情况，并进入第二步。

二、找出问题和确立目标

通过评估，护理管理者已做到心中有数，即可根据实际需要找出问题和确定目标。如果护理单位已制订有护理目标（或长远规划）时，则可暂予保留，工作一阶段再行补充修订。此时主要工作是罗列所发现的问题，分出轻重缓急，排出先后顺序。如果该单位尚无护理目标，可根据医院的方针、任务、总目标制订本部门的目标，在制订目标时亦可参考评估中发现的问题，这样便于为今后工作发展指出方向，同时也易于考核和评估。

三、制订计划

在此阶段，先按问题顺序排出时间表，即何时解决某项问题。对一项问题可设想多种解决措施，然后加以比较，根据现实条件如人力及物力择优，对各问题解决的程度应有指标，以便控制与评价。例如某护理部主任发现本院护理工作弱点主要是抢救不得力，往往出现贻误时机的情况，分析其原因除护理人员缺乏对常见意外的急救培训知识外，还有抢救器材不齐备，平时放置缺乏定位，无专人负责等多种因素。在制订计划时，首先要决定何时购齐全部器材，其次要制定急救用品管理制度，如何定位和定人，然后是分期培训护理人员，包括指定教师、选定教材、规定地点、分批名单、最终考核评估等。

四、实施

护理管理工作的落实不仅是护理管理者个人来完成，还需要组织动员，明确分工，使大家共同参与完成。参与者包括护士、患者及家属等。例如某护理部主任发现有几个病房陪护过多，同时有部分临床护理工作靠家属完成，以致难以保证护理质量。在制订改进计划后，护理部主任首先要在护理人员大会上讲明改进的目的，教育护理人员认识到对患者做好临床护理工作不仅是职责，而且通过临床观察可发现许多患者身体、心理的变化以及时给予处置。然后再要求护士长在晨会中贯彻精神，在排班时保证护士为患者做临床护理的时间。最后对家属进行讲解，规定他们可以协助哪些生活护理，并指导如何来做；同时限制探视时间，告诉他们某些护理工作必须由护士担任，而且保持病房安静也利于患者休息和康复。

五、评价

护理管理者对工作的评价包括日常的检查，医生、患者、家属的反馈和对某项计划达标后的最终评价。评价人员可以是护士自我评价，也可以是同行评议或患者反映，同时也可通过书面文件的审查和上一级护理管理人员的检查。评价与反馈是相辅相成的，反馈可帮助护理管理者了解工作的进度、质量、效率和效果，还可以帮助护理管理者修订计划和改进实施方法，这些又进一步促使工作目标早日完成，并取得较好的评价。

（邹美琪）

第五节　护士长在护理管理中的作用

护理管理是医院管理的重要部分，护士长是护理管理工作的主体，是护理系统的基层领导干部，是科室护理工作的具体领导者和指挥者。科室护理质量的高低与护士长本身的素质和管理水平有直接的关系，随着"以患者为中心"的整体护理模式的开展，为了适应医学科学发展的需要，迫切要求护士长具有高尚的为人民服务的思想，做护士的榜样；有较强的业务素质；科学的管理水平；擅长处理各种各样的关系；有长远的目光。护士长的工作责任重大、技术性强、内容繁多、涉及面广。因此，护士长虽然其职位不高，但就作用来讲是多方面的。

一、护士长的管理水平是医院管理水平的缩影

护理工作是医疗工作的重要组成部分，它在医疗工作中具有举足轻重的作用。良好的护理是医院管理的重要环节，护士长工作的优劣、素质的高低、能力的大小，不仅直接影响着护理质量，而且也影响着每一位护士的行为，同时也影响着医院的管理形象。如果一个医院，只有高水平的医疗，没有高质量的护理，不仅不能很好地完成医疗任务，甚至影响患者的安危，而护理水平在很大程度上取决于护士长。

二、引导作用

护士长是基层科室的领导者，既肩负有业务指导作用，又肩负有思想政治和行政管理，这就要求护士长有较高的政治素质和业务能力，要有强烈的事业心、责任感，以此来影响护士，启发护士做好各项工作，引导作用是护士长最基本的作用。护士长要明确各级护理人员的职责，根据各级护理人员分工的不同，科学、有序地将各班工作固定到人，做到日有安排，周有重点，月有计划；做到事事有人管，人人有专责，忙而不乱，从而提高工作效率和护理质量。护理工作面对的是患者，是有生命、有灵魂的人，搞好护理工作，良好的职业道德是第一位的。护士的职业行为需要护士长来引导，"护士必须有一颗同情心和一双愿意工作的手"（南丁格尔）。在这方面护士长的言传身教影响

着护士，护士长具备了爱岗敬业、无私奉献的精神，科室护士的工作就有方向、有活力。在职业道德教育中，护士长不但有教育职能，还担当着监督、检查的角色，使科室工作做到制度严明，有章可循。

三、行为示范作用

护士长是护理人员的"头"，她的一言一行、一举一动在护理人员的心中有着强烈的影响和连锁反应，起着潜移默化的作用。所以护士长要以模范行为影响、带动护士和患者共同搞好护理工作，带头把好政治关、技术关、学习关。此外，护士长还要干在前，护理工作忙时要加班，护理人员有特殊情况时要顶班，护理人员少时要带班，用行为示范增强护士的责任心，使科里出现主动加班、积极顶班、团结协作的新风尚。

四、指挥协调作用

护理管理是一种行为过程，在这个过程中，护士长是活动的主体，作为主体，无疑是一种主要的影响力。护士长作为管理主体，面对繁杂的日常护理工作，如何进行有效管理，做好计划、组织、协调是搞好管理的基础。①做好整体工作计划：护理工作具有很强的技术性和服务性，还有一定的随机性。②组织领导：按计划组织护士开展业务学习及护理查房，组织护士开展技术操作训练，严格执行操作规程。③协调作用：护士长的协调作用体现在科室内部人员之间的协调，科室与医院及其他相关科室的协调。指挥是护士长更具体、更直接的工作，分配、调动人员或个人执行决定，不但要保证护理工作的正常运行，而且在特殊情况下需要护士长的带领。不论做哪项工作，护士长都应先做好计划，拟好方案，做好思想准备和物资准备，必要的时候调动人员、调动班次，然后带领大家去做，如在抢救危重患者时，先安排主班护士负责患者的抢救和特殊护理，拟出护理要点，再根据患者的病情调整班次，抽出专人进行专护。实践证明，这样不但协调了各班的关系，保证了患者的治疗和护理，使患者得到了积极的抢救，也提高了护士对病情的观察力，提高了护理工作效率。

五、督促检查作用

（一）护士长是护理质量管理的主体
护理质量管理是护理管理的核心，提高护理管理水平和技术水平的最终目的就是提高护理质量。

（二）护士长是具体工作的指挥者
在进行各项护理活动的过程中，护士长要进行具体的指导，使护士工作有目的、有方向，随时纠正工作中的偏差。

（三）护士长是护理质量标准的制定者
按照护理部年度质控计划及科室工作特点，制定科室各项护理质量标准。

（四）护士长是护理质量控制者
按照质量标准，在护士长的统一指导下，进行护理质量检查、考核、分析评价，以便护理质量持续改进。

（五）护士长是业务带头人

护理业务管理要求护士长不断学习，了解本专业的新进展，根据科室业务需要，引进新的医疗护理设备，指导护士学习掌握并应用于临床；引进先进的护理方法，带领护士学习新理论、新知识、新技术；开展护理科研，成为业务带头人。

在护理质量管理中，护士长是临床护理和病房管理中最基层、最直接的管理者。护士长凭借自身扎实的专业知识和过硬的护理技术以及对业务的精通和督促检查是完成工作计划，不断改进工作，提高工作质量的具体保障。护士长对每天的工作必须有计划、有布置、有督促、有检查。了解病房管理情况、危重患者护理质量、各项护理规章制度的落实情况、无菌技术和基础护理的执行情况、护理文件书写、整体护理以及护理人员的思想与工作能力业务水平。总之，在护理质量管理中，从基础质量到环节质量再到终末质量，护士长都参与其中，担当着监督、检查、指导的角色，最终达到护理质量控制。

（王冬梅）

第二章　护理质量管理

第一节　护理质量管理概述

医院质量是医院生存与发展的基础，是医院管理工作的核心内容。护理质量是医院质量的重要组成部分，在满足患者需求，保证医疗服务效果，树立医院形象方面占有重要地位。护理质量管理是应用质量管理的基本原理和方法，对构成护理质量的各要素进行计划、组织、控制与持续改进，以保证护理工作达到规定的标准，满足并超越服务对象需要的过程。护理质量管理是护理管理永恒的主题，是为患者提供安全、优质服务必不可少的重要保证，是提高医院核心竞争力的重要举措。

一、护理质量管理的概念

护理质量管理是指按照护理质量形成的过程和规律，对构成护理质量的各要素进行计划、组织、协调和控制，以保证护理工作达到规定的标准和满足服务对象需要的活动过程。开展护理质量管理，第一，必须建立护理质量管理体系并使之有效运行，护理质量才有保证；第二，要制定护理质量标准，有了标准，管理才有依据；第三，要对护理过程构成护理质量的各要素，按标准进行质量控制，才能达到满足服务对象需要的目的；第四，在护理质量管理过程中，各个环节相互制约，相互促进，不断循环，周而复始，质量一次比一次提高，形成一套质量管理体系和技术方法，以最佳的技术、最短的时间、最低的成本达到最优质的护理服务效果。

二、护理质量管理体系

护理质量管理体系在护理质量管理中具有指挥和控制作用，是实施护理质量管理所需的组织结构、程序、过程和资源，是建立护理质量方针和质量目标并为实现该目标而持续运行的体系。

三、护理质量管理的特点

（一）护理质量管理的特殊性

护理服务的对象主要是患者，是患者的生命和健康。护理质量的优劣直接关系着患者的安危，无论哪一个环节稍有疏忽，都会给患者造成不可挽回的损失。因此，护理质量管理应更具有严谨性、科学性、技术性。

（二）护理质量管理的广泛性

护理质量管理涉及医院各个部门及各个方面。随着社会的发展，医学护理模式的转变，医疗护理服务的内涵在扩展，护理服务的范围不断拓宽，使得护理质量管理的范围也随之更为广泛。随着医学护理技术的发展，对护理质量提出了更高的要求，使护理质量管理的范围不断扩大。

（三）护理质量管理的群体性

护理质量管理的对象是人，是群体的人。护理人员在临床护理工作中，既要实施整体护理，又要兼顾患者的个体差异。护理人员是医院队伍中一个很大的群体，护理人员的群体素质，对医院的服务质量起着很大的作用。而护理工作的特点，决定了个人技术会影响整个护理质量，群体的素质又会影响到每个护理人员技术的发挥，因此，做好整个群体的管理十分重要。

（四）护理质量管理的复杂性

由于护理质量管理涉及的人员多、范围广、环节多，构成了护理质量管理的复杂性。护理质量管理者只有遵循全面质量管理的指导思想，建立完善的质量管理体系，运用科学的质量管理方法，才能保证和持续改进护理质量。

四、护理质量管理的基本原则

（一）以患者为中心的原则

患者是医院医疗护理服务的中心，是医院赖以存在和发展的基础。以患者为中心的原则强调：无论是临床护理工作流程设计、优化，护理标准制定，还是日常服务活动的评价等管理活动中都必须打破以工作为中心的模式，建立以尊重患者人格，满足患者需求，提供专业化服务，保障患者安全的文化与制度。

（二）预防为主的原则

在护理质量管理中树立"第一次把事情做对"的观念，对形成护理质量的要素、过程和结果的风险进行识别，建立应急预案，采取预防措施，降低护理质量缺陷的发生。要理解质量是做出来的而不是检查出来的，检查是事后把关，不能产生质量。

（三）工作标准"零缺陷"的原则

美国管理思想家克劳士比认为，质量成本包含符合要求的代价和不符合要求的代价，前者是指第一次把事情做对的代价，后者是指所做事情没有符合要求所产生的额外费用，包括报废、返工、返修等内部损失费和用户索赔、维修等外部损失费用。"零缺陷"与"差不多"是两个不同的概念，质量是以不符合要求的代价来衡量的，而不是指数，因缺陷水平指数的抽象性掩盖了质量问题的本质。故工作标准必须是"零缺陷"而不是"差不多"。

（四）全员参与的原则

护理服务的各个环节和每个过程都是护理人员劳动的结果，各级护理管理者和临床一线护理人员的态度和行为直接影响着护理质量。因此，护理管理者必须重视人的作用，对护理人员进行培训和引导，增强护理人员的护理质量意识，使每一位护理人员能自觉参与护理质量管理工作，充分发挥全体护理人员的主观能动性和创造性，不断提高护理质量。

（五）基于事实的决策方法的原则

有效的决策必须以充分的数据和真实的信息为基础。护理管理者要运用统计技术，对护理质量要素、过程及结果进行测量和监控，分析各种数据和信息之间的逻辑关系，寻找内在规律，比较不同护理质量控制方案优劣，结合过去的经验和直觉判断，做出护理质量管理决策并采取行动，这是避免决策失误的重要原则。

（六）持续改进的原则

持续改进是指在现有服务水平上不断提高服务质量及管理体系有效性和效率的循环活动。要强化各层次护理人员，特别是管理层人员追求卓越的护理质量意识，以追求更高的过程效率和有效性为目标，主动寻求改进机会，确定改进项目，而不是等出现了问题再考虑改进。

五、护理质量管理的基本任务

（一）建立护理质量管理体系，明确护理管理的职责

完善的护理质量管理体系是开展护理质量管理、实现护理质量方针、达到护理质量目标的重要保证。护理质量是在护理服务活动过程中逐步形成的，要使护理服务过程中影响护理质量的因素都处于受控状态，必须明确规定每一位护理人员在护理质量工作中的具体任务、职责和权限，建立完善的护理质量管理体系，才能有效地实施护理管理活动，保证服务质量的不断提高。

（二）进行护理质量教育，强化护理质量意识

护理质量教育是护理质量管理的一项重要的基础工作，护理管理者应加强护理质量教育，不断强化护理质量意识，使每一位护理人员认识到自己在提高护理质量中的责任，明确提高护理质量对于整个社会、医院的重要作用，自觉地掌握和运用护理质量管理的方法和技术，提高管理水平和技术水平，不断地提高护理质量。

（三）制定护理质量标准，规范护理行为

护理质量标准是护理质量管理的基础，也是规范护理行为的依据。没有标准不仅护理质量管理无法进行，而且护理行为也没有遵循的准绳。因此，建立和完善护理质量标准是护理质量管理的一项基本任务和基础工作。

（四）进行全面护理质量控制，持续改进护理质量

护理质量持续改进是护理质量管理的灵魂。只有对影响护理质量的各个要素、各个过程都进行全面护理质量控制，树立"第一次就把工作做好，做不好是不正常的，只能不断改进、追求卓越，不能安于现状"的意识，才能实现护理质量的持续改进。

六、护理质量管理的意义

质量管理对于各个行业都具有头等重要的意义，护理质量管理是护理工作必不可少的重要保证。护理质量保证是护理工作开展的前提，因为护理服务的对象是人，护理质量的优劣直接关系到患者生命的安危，所以护理工作必须保证质量。救死扶伤、实行革命的人道主义、全心全意为人民服务的宗旨就具体体现在护理质量管理工作中，提高护理质量是护理管理的核心问题，通过实施护理质量管理、护理质量控制，可以有效地保证和提高护理质量。在整个医疗系统中，护理工作是一个重要的组成部分，它不仅占有很大的人员比例，而且参与、涉及整个医疗工作的各个环节，护理质量是医疗质量的组成部分，良好的护理质量是取得良好的医疗效果的重要保证。随着现代医学科学的发展，现代医学模式要求护理工作能提供全面的、整体的、高质量的护理，以满足患者身

心各方面的需求，这就要求护理人员不仅要掌握大量的知识，提高技术水平，而且要有现代化的质量管理，建立质量管理体系是现代化管理的重要标志。所以，护理质量管理不仅对目前开展护理工作具有重要意义，而且对于促进护理学科的发展和提高护理人员的素质也具有深远意义。

（刘美丽）

第二节 护理质量管理的标准

标准化是进行质量管理的基础，没有标准，质量就失去了衡量的尺度，也就无所谓质量；没有标准和标准化就没有真正的质量管理。所以必须对这些基本问题有所认识。

一、标准

标准是对需要协调统一的技术或其他事物所做的统一规定。它以科学技术和实践经验为基础，经有关方面协商同意，由公认的权威机构批准，以特定形式发布。其目的是获得最佳秩序和社会效益。

我国的标准可以分为国家标准、行业标准和单位标准，其决定了标准的适用范围和有效范围，各类标准不得互相抵触。

二、质量标准

质量标准是工作成果的规范，是在计划程序中能显示界限和规定的关键环节处，即关键性的项或点，是可以根据它对事物进行衡量的有形标志。质量标准就是事物预定要求的规定和界限。

三、护理质量标准

护理质量标准是护理质量管理的基础，是护理实践的依据，是衡量整个工作或单位及个人的工作数量、质量的标尺和砝码。护理质量标准是以工作项目或管理要求或管理对象而分别确定的。因为护理质量是根据若干的质量特性群所确立的，又有若干的质量关键项和点所组成的质量体系，所以护理质量应有各种不同项目、种类及一系列具体标准，形成一个护理质量标准体系。它们是彼此间有纵横联系，互为依据、相互衔接和相互制约的整体效能。

（一）护理质量标准的分类

护理质量标准目前没有固定的分类方法。根据管理过程结构分为要素质量标准、过程质量标准和终末质量标准。

1. 要素质量标准

要素质量是指构成护理工作质量的基本要素。要素质量标准既可以包括护理技术操作的要素质量标准，同时也可以是管理的要素质量标准，每一项要素质量标准都应有具体的要求。如原卫生部（现卫健委）三级综合医院评审标准中对临床护理质量管理与改进的具体要求是：根据分级护理的原则和要求，建立分级护理制度，质量控制流程，落实岗位责任制，明确临床护理内涵及工作规范；有护理质量评价标准和考核指标，建立质量可追溯机制等。

2. 过程质量标准

过程质量是各种要素通过组织管理所形成的各项工作能力、服务项目及其工作程序或工序质量，它们是一环套一环的，所以又称为环节质量。在过程质量中强调协调的护理服务体系能保障提供高效、连贯的护理服务。在临床护理工作中，入出院流程、检查流程、手术患者交接、诊断与治疗的衔接，甚至是某项具体的护理技术操作，都涉及过程质量标准的建立。

3. 终末质量标准

护理工作的终末质量是指患者所得到护理效果的综合质量。它是通过某种质量评价方法形成的质量指标体系。例如住院患者是以重返率（再住院与再手术）、死亡率（住院死亡与术后死亡）、安全指标（并发症与患者安全）三个终末质量为重点。这类指标还包括患者及社会对医疗护理工作的满意率等。

（二）制定护理质量标准的原则

1. 客观性原则

没有数据就没有质量的概念，因此在制定护理质量标准时要用数据来表达，对一些定性标准也尽量将其转化为可计量的指标。

2. 科学性原则

制定护理质量标准既要符合法律法规和规章制度要求，又要满足患者的需要；护理工作对象是人，任何疏忽、失误或处理不当，都会给患者造成不良影响或严重后果，因此，要以科学证据为准绳，在循证的基础上按照质量标准形成的规律结合护理工作特点制定标准。

3. 可行性原则

从临床护理实践出发，掌握医院目前护理质量水平与国内外护理质量水平的差距，根据现有护士、技术、设备、物资、时间、任务等条件，制定切实可行的护理质量标准和具体指标。制定标准值时应基于事实又略高于事实，即标准应是经过努力才能达到的。

4. 严肃性和相对稳定性原则

在制定各项护理质量标准时要有科学的依据和群众基础，一经审定，必须严肃认真地执行。凡强制性、指令性标准应真正成为护理质量管理的法规；其他规范性标准，也应发挥其规范指导作用。因此，需要保持各项标准的相对稳定性，不可朝令夕改。

（三）护理质量标准的制定

1. 调查研究，收集资料

调查内容包括国内外有关标准资料，期望制定护理质量标准单位的历史和现状、相关方面的科研成果，实践经验和技术数据的统计资料和有关方面的意见和要求等。调查方法建议文献研究、前沿资料收集和现场考察相结合。调查完成后，要认真进行归纳、分析、总结。

2. 拟定标准并进行验证

在调查研究的基础上，对各种资料、数据进行统计分析和全面综合研究，然后着手编写关于标准的初稿。初稿完成后，发放给管理层、临床执行层、医疗相关人员进行意见征求，组织讨论，形成修改文件。文件通过预测才能得出结论，并通过试验验证，保证质量的标准性。

3. 审定、公布、实行

对拟定的标准进行上报，通过各级相关卫生行政主管部门审批后公布，在一定范围内实行（试行）。

4. 标准的修订

随着护理质量管理实践的不断发展，当原有的标准不能适应新形势的要求时，就应该对原有的标准进行修订或者废止，并制定新的标准，以推动护理质量不断向前发展。

（四）医院常用的护理质量标准

医院常用的护理质量标准包括护理技术操作质量标准、护理管理质量标准、护理文书书写质量标准及临床护理质量标准等四大类。

四、管理标准

为了进行质量管理，需要对有关的计划、决策、控制、指挥等管理职能制定相应的标准，即管理标准。包括：质量责任制管理标准（规定质量责任制应达到的要求）；业务管理标准（业务范围、职责权限、工作制度、工作程序、工作方法及这些方面应达到的要求和考核办法）；技术管理标准（如诊断技术管理标准、护理技术管理标准、卫生技术管理标准等）；质量管理方法标准（如质量检查、控制、评价等方法标准，质量分析方法标准，质量统计方法标准，质量管理图法标准，质量管理工作循环标准等）；管理缺陷判定。

五、标准化

标准化是以制定和贯彻标准为工作内容的有组织的活动过程。这种过程不是一次完结，而是不断循环螺旋式上升的，每完成一次循环，标准化水平就提高一步。护理质量管理的标准化，就是制定、修订质量标准，执行质量标准，并不断进行标准化建设的工作过程。护理质量标准化主要有以下几种表现形式。

（一）统一化

是对重要性的同类工作和事务规定统一的质量要求，以保证护理服务质量。其实质是使管理对象的形式、功能、技术要求等具有一致性，以防止工作中各行其是忽视质量，并消除不必要的多样化而造成的混乱现象。如护理质量概念、操作规程、计量单位等，都要做好统一化的工作。

（二）规格化

规格化是物质性质量标准的主要形式。其实质是物质技术质量定型化和定量化。如病房规格、物资规格、医疗护理文件表格的规格等，都需要通过规定具体规格使质量标准具体化。

（三）系列化

系列化是同一项工作中各个工作环节同时进行标准化的一种形式，主要是使医疗、护理、技术及后勤服务等各个工作环节达到技术质量和服务质量系列配套的标准化工作。

（四）规范化

规范化主要是选择性技术质量的标准化形式。如手术方案、护理诊断及措施、抢救方案等。

（田芳妮）

第三节　护理质量管理的方法

质量管理需要有一套科学合理的工作方法，即按照科学的程序和步骤进行质量管理活动。常用的护理质量管理方法有 PDCA 循环、追踪方法学、六西格玛管理、临床路径、品管圈（QCC）和根本原因分析（RCA）等。其中 PDCA 循环是护理质量管理最基本的方法。

一、PDCA 循环的概念

PDCA 循环是指在管理活动过程中为保证和提高管理质量和效益，按照计划（plan）、执行（do）、检查（check）、处理（action）4 个阶段来进行质量管理，并循环不止地进行下去的一种管理工作方法和循环过程，所以又称之为管理循环。它是由美国质量管理专家戴明于 1954 年根据信息反馈原理提出的，又称其为"戴明环"。

二、PDCA 循环管理法的步骤

PDCA 循环管理法包括 4 个阶段 8 个步骤，即：

（一）计划阶段

计划阶段的主要任务是找出问题，制订方针、目标和计划。

包括下面 4 个步骤：

1）调查分析质量现状，找出存在的问题。

2）分析影响质量的因素及产生质量问题的原因。

3）找出影响质量的主要原因。

4）研究对策，制订改进计划和措施。

（二）执行阶段

执行阶段是循环管理法的第 5 个步骤。其任务是按照拟定的质量目标、计划、措施，各司其职，实施和执行计划。

（三）检查阶段

检查阶段是循环管理法的第 6 个步骤。其任务是根据拟定的计划目标，检查计划实施情况，寻求和发现新问题并进行改进。

（四）处理阶段

处理阶段包括循环管理法的第 7、8 两个步骤。

1. 总结经验教训。将成功的经验加以肯定，形成标准，巩固成绩；将失败的教训进行总结和整理，记录在案，以防类似事件再次发生。

2. 将尚未解决的问题和出现的新问题转入下一循环中去解决。

三、PDCA 循环管理的特点

（一）循环往复

PDCA 循环的四个过程是一个有机的整体，紧密衔接，周而复始，循环往复。一个循环结束了，解决了部分问题，可能还有没有解决的问题，或者又出现了新的问题，再进行下一个 PDCA 循环，依此类推。每一次循环即赋予新的内容，促使质量水平的不断提高。

（二）大循环套小循环，相互促进

作为一种科学的管理方法，PDCA 循环适用于各项管理工作和管理的各个环节。整个大系统要按 PDCA 循环开展工作，而各子系统、各环节也要按照 PDCA 循环展开工作，即各个环节、各个层次都有小的和更小的循环，直至个人。大循环要通过各子系统、各环节的小循环具体落实，各子系统、各环节的小循环要保证整体系统大循环的实现。大小 PDCA 循环把各部门的工作有机地联系在一起，彼此协调，相互促进。

（三）不断循环，不断提高

PDCA 循环不是一种简单的周而复始，也不是同一水平上的循环。每循环一次，都要解决一些问题，接着又制订新的计划，开始在较高基础上的新循环。这种螺旋式的逐步提高，使管理工作从前一个水平上升到更高一个水平。

（宋晓芳）

第四节 护理质量的评价

护理质量是护理管理的核心，护理质量评价是改善护理质量的关键环节，是护理管理的重要依据。护理质量评价是一项有计划、有组织的质量检查活动，其目的是判断预定护理目标是否实现或实现的程度，内容涉及护理服务、人力资源等诸多方面。通过护理质量评价可以了解和掌握护理工作效率以及护理服务对象需求的满足程度，为今后的管理工作提供依据和信息，发挥护理管理的职能，达到质量持续改进的目的。建立系统、科学和先进的护理质量评价体系，能够为护理管理者合理评价、科学决策提供依据。

一、护理质量评价的目的与原则

（一）护理质量评价的目的

护理质量评价的目的主要有：

1. 可以衡量工作计划是否完成，工作进展的程度和达到的水平；检查工作是否按预定的目标或方向进行。

2. 根据提供护理服务的数量、质量，评价护理工作需要满足患者的程度、未满足的原因及其影响的因素。

3. 为管理者提高护理质量提供参考。评价指标和标准的确立是质量控制的主要形式和护理的指南。

4. 通过评价工作结果，可以肯定成绩，找出缺点和不足，并指出今后的努力方向。

5. 可通过比较，选择最佳方案，如选用新技术、新方法等。

6. 可检查护理人员工作中实际缺少的知识和技能，为护士继续教育提供方向和内容。

（二）护理质量评价的原则

评价应建立在事实的基础上，将实际执行情况与原定的标准和要求进行比较。这些标准必须是评价对象能够接受的，并在实际工作中能够衡量的。评价过程中进行对比要在双方水平、等级相同的人员中进行，这意味着评价所定标准应适当，应该符合人群需求，不可过高或过低。

二、护理质量评定的内容和指标

（一）护理质量评价的内容

1. 要素质量评价

要素质量评价的着眼点是建立在护理服务的组织结构和计划评价上，即执行护理服务的背景方面，包括组织结构、物质设施、资源和仪器设备及护理人员的素质。具体表现为：

1）环境：患者所处环境的质量，是否安全、清洁、舒适，温度、湿度、清洁度等情况。

2）护理人员素质及管理：是否选择合理的护理方式，人员资质是否合乎标准，责任制护理情况等。

3）器械、设备管理：器械、设备是否处于正常的工作状态，包括药品、物资基数及保持情况，要根据客观标准数量进行检查计量。

4）病房结构、患者情况等。

2. 环节质量评价

环节质量评价即护理过程评价。可评价护士护理行为活动的过程是否达到了质量要求，可按护理工作的功能和护理程序评价。具体包括七个方面，即：正确执行医嘱；病情观察及治疗结果反应；对患者的管理；对参与护理工作的其他医技部门和人员的交往和管理；护理报告和记录的情况；应用和贯彻护理程序的步骤；沟通技巧、心理护理、健康教育、身体和感情健康的促进方面。

3. 终末质量评价

评价护理服务的最终结果，评价护理服务结果对患者的影响，即患者得到的护理效果的质量。终末质量应从生理、心理、社会等方面加以考虑，但这方面的质量评价影响因素较多，有些结果是在医疗的其他过程中显示，如住院天数等。

（二）护理质量评定的指标

护理质量评定的指标可以分为两部分。

1. 工作效率指标

这类指标基本上是工作量的指标，是标明负荷程度的。大体包括：护士人数，护士平均床位工作量，开展床位数，收治患者数，平均床位工作日，重症护理日均数及重症护理率，一级护理（特级护理）工作指数，抢救指数，护理工作处置量，教学培训人次数，科研成果数，论文撰写发表数，卫生宣教，好人好事，表扬批评人次数等。

2. 工作质量指标

这类指标以临床护理工作质量为主。如护士培训率，考试及格率，病房管理合格率，特级护理、一级护理合格率，护理文件书写合格率，技术操作合格率，消毒灭菌合格率，护理事故及严重差错控制率，陪住率等。

对护理质量做指标评审时，要注意分析科室工作负担、人力结构、物资设备条件是否合理。尤其是人力结构，因为工作质量与人员的定额必须相适应，这是坚持实事求是质量管理的重要方面，同时要把与质量管理有关的质量指标进行统计计算。

三、护理质量评价过程中的要点

（一）加强信息管理

信息管理是质量管理的重要基础，是计划和决策的依据。护理质量管理要靠信息的正确与全面，因此要注意信息的获取和应用，对各种信息流进行集中、比较、筛选、分析，从中找出干扰质量的主要的和一般的、共性的和特性的因素。再从整体出发，结合客观条件做出指令，然后进行反馈管理。

（二）建立健全质量管理和评价组织

质量管理和评价要有组织保证，落实到人。

（三）采用数理统计指标进行评价

应建立反映护理工作数量、质量的统计指标体系，使质量评价更具有科学性。要注意统计资料的真实性、完整性和准确性，注意统计数据的可比性和显著性。按照统计学的原则，对统计资料进行逻辑处理。

（四）常用的评价形式

常用的评价形式有同级间评价、对上级工作评价、对下级评价、服务对象评价（满意度）及随机抽样评价。

（五）评价的时间

1. 定期检查评价

综合性全面定期检查评价：可按月度、季度或年度进行，由护理部统一组织全面检查评价。但要注意也要掌握重点单位、重点问题。

2. 不定期检查评价

主要是各级护理管理人员、质量管理人员深入实际随时按质量管理标准要求进行检查评价。

3. 专题对口检查评价

根据每个时期的薄弱环节，组织对某个专题项目检查评价，时间随情况需要而定，质量管理人员按质量标准检查。

四、护理质量评价的方法

（一）院内评价

我国大多数医院护理质量评价多采用以下三种形式。

1. 逐级评价

护理部主任、科护士长、护士长三级质控组织，构成医院护理质量监控网络，按照护理质量标准，逐级定期（按月度、季度、年度）或不定期进行质量评价。

2. 质量控制组评价

质量控制组可为常设或临时机构，一般由具有较高业务水平和丰富管理经验的护理人员组成。每小组 3~5 人，可分片（内、外、妇、儿、门急诊）或分项（基础护理、护理分级、护理安全、优质护理、消毒隔离、护士长考核等）对照护理质量标准，定期或不定期地进行质量评价。

3. 护理质量安全与管理委员会评优

委员会由护理专家组成，针对高风险、高频率、重大的护理质量问题进行专项督察，以保证关键环节的质量。

（二）院外评价

1. 医院质量评审委员会评价

医院质量评审委员会评价指由卫生行政部门组织的对各级医院的功能、任务、水平、质量和管理进行的综合评价，是院外评价的主要形式。如医院分级管理评审由卫生行政部门组织有关专家按照评审标准，每 3~4 年对各级医院进行一次质量评价，并根据评价的结果评出相应的等级医院。

2. 新闻媒介评价

新闻媒介评价又称社会舆论评价，是一种不规范的院外评价方式。目前各医院主要采用聘任医德、医风监督员的方式获得对医院评价的信息反馈。

3. 患者评价

患者是服务结果的直接受益者，对服务质量最有评价权。目前各卫生主管部门和医院多采用不记名电话专人随访形式，收集出院患者的多项满意度评价。

五、护理质量评价注意事项

护理质量评价应注意以下几点：①积累完整、准确的记录以及有关资料，既能节省时间，便于查找，又是促进评价准确性的必要条件；②重视反馈，评价会议前准备要充分，会议中应解决关键问题，注意效果，以达到评价目的；③加强训练，按照标准加强对护理人员的指导；④标准恰当，制定的标准恰当，评价方法科学适用；⑤防止偏向，由于评价人员个人的原因，易使评价结果发生偏向，应对此加以克服；⑥提高能力，为增进评价的准确性，需提高评价人员的能力，必要时进行培训，学习评价标准、方法，以确保评价结果的准确性、客观性。

六、护理质量持续改进

护理质量持续改进是护理质量管理永恒的主题，首先要确定需要改进的项目和方法，设定目标，制订计划、改进措施，落实已改进的措施，检查改进效果并不断总结经验、教训，最终目的是提高护理服务质量，满足患者的需要。护理质量改进包括两方面：一是针对护理过程中出现的、各级管理者检查发现的、或患者投诉的问题等，组织力量分析原因予以改进。二是主动、前瞻性地针对护理服务过程寻求改进的项目，识别潜在的患者的需求，比较国内、外护理发展的方向和目标，寻求改进措施并予以落实。

（林丽丽）

第三章　护理信息管理

第一节　护理信息学概述

护理信息学是 21 世纪的一门新兴科学，在提高卫生保健的质量、安全性和效率方面具有巨大潜力。护理信息学是一门以自然科学和社会科学理论为基础，研究维护、促进、恢复人类健康的护理理论、知识、技能及其发展规律的综合性应用科学。简单地说，护理信息学是认知科学、信息科学和计算机科学三门科学概念的结合。在众多学者的共同努力下，对护理信息学的探索和理解不断加深。护理信息学的重要性源于这样一个事实：据估计，护士需花费大约 50% 的时间来收集、协调和记录护理信息。因此，护理信息学为护理人员提供了一个极好的机会，有望帮助护理人员实现对护理信息的组织和管理。

一、护理信息学的定义

护理信息学这一术语是在 1976 年提出的，当时 Scholes 和 Barber 详细阐述了计算机技术对护理等实践学科的影响力，以及如何在教育、服务和研究方面对护理领域做出贡献。护理信息学最早的认知可以追溯到弗洛伦斯·南丁格尔提出的愿景，即"通过分析标准化的临床记录，评估和改善护理过程和患者结局"。但"护理信息学"一词直到 1984 年才受到人们的注意。1985 年，Hannah 将护理信息学定义为护士履行职责时护理相关信息技术的使用，这些职责包括护士所使用的信息技术的所有方面，这些信息技术包括与患者护理、护理实践、卫生保健管理或护理教育相关的所有方面。Grobe 在 1988 年将护理信息学定义为"将信息科学原理和理论应用于护理信息的研究、科学分析和管理，以建立护理知识体系"。1989 年，Graves 和 Corcoran 提出了护理信息学的另一个定义，他们将护理信息学定义为计算机科学、信息科学和护理科学的结合，旨在帮助管理和处理护理数据、信息和知识，支持护理实践和护理服务。1994 年，美国护士协会（ANA）出版了《护理信息学的实践范围》手册，将护理信息学定义为一门专业学科，它将护理科学、计算机科学和信息科学结合在一起，来识别、收集、处理和管理数据和信息，以支持护理实践、管理、教育、研究以及扩展护理知识。

二、护理信息的特点

信息泛指情报、消息、指令、数据、信号等，通常用声音、图像、文字、数据等方式传递。信息是由事物的差异和传递构成的。

护理信息的特点：

（一）来源广泛

护理信息来源广泛，这些信息往往互相交错、互相影响。

（二）内容繁杂

来自护理系统外部和内部的信息各不相同，内容繁多。

（三）随机性大

日常护理工作中常有突发事件，有时无规律可言，需要护理人员具备敏锐的观察、判断和分析能力。

（四）质量要求高

许多护理信息直接关系到患者的健康和生命，对及时性、准确性、完整性、可靠性要求都很高，容不得一丝马虎。

三、护理信息的分类

护理信息包括护理业务信息、护理管理信息和护理咨询信息。这三类信息是互相交错、互相制约、互为依据的，由它们构成的护理信息系统的完善程度和吞吐量的大小，是影响护理科学技术发展和护理质量的决定因素。

（一）护理业务信息

护理业务信息主要是患者的临床护理信息，包括患者状况、评估、诊断、检查治疗、饮食、分级护理、药物监测、重症监护、心理状况和社会状况等信息。

（二）护理管理信息

护理管理信息包括护理人员编制，人才梯队，护理业务、技术，临床教学、科研，护理设备，护理经费及管理决策等有关的信息。

（三）护理咨询信息

护理咨询信息主要指各种护理资料，包括护理情报、科技情报、护理期刊、护理书籍等。

（刘美丽）

第二节　护理信息管理概述

信息管理是指对信息资源的管理，包括微观上对信息的收集、组织、整理、加工、储存、控制、传递与利用的过程，以及宏观上对信息机构和信息系统的管理。信息管理的实质就是对信息资源和人类信息活动有目的、有意义的控制行为。

护理信息管理是指为了有效地开发与利用信息资源，以现代信息技术手段，对医疗及护理信息的利用进行计划、组织、领导、控制和管理的实践活动。现代护理信息管理的核心与实质是按照护理信息管理的特点，科学地处理有关护理各个领域中收集到的信息，最大限度地开发护理信息资源，为护理活动的预测、决策、调控提供科学依据。

一、护理信息的收集及处理

（一）护理信息的收集

护理信息的收集是护理信息管理的基础。护理信息的收集可以从院内采集，如直接来自患者的数据资料，也可以从所存储的数据中获取，如护理工作的各种报表，其他辅助科室的统计数字等。

（二）护理信息的处理

在收集护理信息的基础上，通过对原始信息进行加工、整理、分析等，来实现对信息的管理，做到去粗取精、去伪存真，从而有利于信息的传递、储存和利用。

二、护理信息管理的措施

1. 护理部应组织学习护理信息管理的有关知识和制度，加强对护理信息管理重要性的认识，自觉地参与护理信息管理。

2. 护理部应健全垂直护理信息管理体系，做到分级管理，实行护士—护士长—科护士长—护理部主任负责制。

3. 加强护理人员的专业知识、新业务、新技术的学习，提高护理人员对信息的收集分析、判断和紧急处理的能力。

4. 各级护理管理人员应及时传递、反馈信息，经常检查和督促信息管理工作。

（刘美丽）

第三节 护理信息系统

护理信息主要包括护理业务信息、护理咨询信息及护理管理信息等，护理信息系统可将这些信息集合在一个平台上，统一数据的存储与传输，并与医院信息系统相通，实现实时医护信息共享。护理信息系统目前多为各医院自主开发，发展水平不一，但在功能上主要分为临床护理信息系统和护理管理信息系统。

一、护理信息系统的内容

（一）临床护理信息系统

该系统覆盖了护士日常工作中所涉及的所有信息处理的内容，包括医嘱处理、护理观察记录、制订护理计划、实施患者监护等。

（二）护理管理信息系统

护理管理信息系统依据现代护理管理特点，引用现代人力资源管理及信息学方法，充分利用网络资源共享优势，对护理办公、护理人力资源、护理质量、护理成本进行实时有效管理，使之达到科学化、标准化、网络化的目的，现已在许多医院推广应用。

1. 护理质量管理系统

护理质量管理系统是运用计算机将质控指标体系和原始数据标准化，赋予一定权值，建立数据库，工作中随时将护理质量监控检查结果录入计算机，由计算机完成对这些信息的存储、分析和评价。由于信息反馈快，管理者可及时得知各护理单元的护理质量状况，及时控制，减少护理差错事故的发生率，提高患者满意度。例如护理质量控制管理系统，对定期收集的质量控制管理检查指标进行汇总，分析每季度、每年度护理质量控制环节中存在的问题，方便质量控制的持续整改。

2. 护理人力资源管理系统

该系统主要应用于护理人力资源配置、护士培训与考核、护士岗位管理及护士科研管理等方面。护理部、护士长可通过系统实时了解护士的上岗情况，根据不同护理单元的实际工作量进行电脑设置，实现全院护士网上排班，及时进行人员调配与补充，统筹安排护士的轮值与休假。同时通过统计护理工作量、工作质量、岗位风险程度、患者满意度及教学科研情况等综合指标进行护士的绩效考核，实现护理人力资源的科学管理。

3. 护理风险评估预警系统

护理风险评估预警系统的应用，可以更准确、及时、有效地预测不良事件，在对风险患者实施预防性干预措施和加强患者的安全管理中起到重要作用。应用电子病历数据，利用机器学习和深度学习等人工智能技术，对慢病管理、医院感染等实施风险预测，为护理人员的早期预判提供客观数据。相继开发的穿戴式护理监测、夜间安全巡查、护理安全核对、新生儿安全信息等系统已应用于临床并取得了较好的效果。

二、护理信息系统的形成与发展

1. 起步阶段

20 世纪 70 年代早期，芝加哥的美国医院协会附属的医院研究和教育基金会着手设计、开发和演示辅助医院管理的计划、投资与控制系统；接着在苏格兰的格拉斯哥，有人在计算机上开发了护士人力资源计划系统，从 20 世纪 70 年代中期到 80 年代中期，荷兰、英国、美国、加拿大等相继研发与应用了医院护士预约、排班系统与人力资源管理系统。后来逐渐出现了以问题为中心的系统，包括对患者问题的识别以及相对应的护理措施，护士可在分级数据库环境中建立个人的护理计划，但护理数据的检索问题没有得到很好的解决。

2. 发展阶段

20 世纪 90 年代以后，护理信息系统的研究方向主要是护理语言的规范化和护理决策支持，护理语言系统、分类学以及分类系统已经成为护理信息学研究的热点。现在的观点是临床数据应支持护理的决策，而不仅仅是记录护理工作的任务。护理信息系统不应该仅仅是电子档案柜和传送信息的设备，而应该对输入系统的信息加以利用，把原始数据转化为更易利用的格式，并帮助护士做出临床决策。这些目标的实现要求研制集成系统，包括数据录入、对数据的解释和处理的集成。

3. 发展方向

进入 21 世纪，护理信息系统的发展方向为护理专家系统、医院护理一体化管理信息系统、远程护理、移动护理、电子病历等。

三、护理人员信息使用管理

（一）提高护理人员对信息管理的认识

各级护理人员，尤其是护理部的工作人员要重视护理信息管理的重要性，自觉参与护理信息的收集、整理、分析、利用等。加强信息管理制度，实行护士长、科护士长、护理部主任分级负责，减少信息传递过程中的不必要环节，防止数据丢失。

（二）普及计算机知识

组织护士积极参加培训，使其掌握计算机文字处理系统和数据使用等计算机基本知识，保证信息的完整、真实、及时，并对数据进行适当的保密。

（三）保证信息渠道的畅通

各级护理人员应对信息及时传递、反馈，经常检查和督促信息管理工作，对违反信息管理制度和漏报或迟报信息、影响正常医疗护理工作或造成患者受损的情况，应追究责任，并给予严肃处理。

（四）改善护理人员的素质

组织护士学习新技术和新方法，提高护理人员利用先进信息技术为临床护理和护理管理服务的能力。

（刘美丽）

第四章　医院感染管理

第一节　医院感染的概念及内涵

一、医院感染的广义概念

任何人员在医院活动期间遭受病原体侵袭而引起的诊断明确的感染或疾病，均称为医院感染。

二、医院感染的狭义概念

凡是住院患者在入院时不存在某种疾病（或感染），也非处于疾病的潜伏期，而是在住院期间遭受病原体侵袭引起的任何诊断明确的感染或疾病，无论受感染者在住院期间或是出院以后出现症状，均称为医院感染。

三、医院感染的内涵

（一）医院感染的对象

前述两个医院感染的概念实质上是从医院感染对象的角度来区分的。

从广义上讲，是指在医院范围内所获得的任何疾病，其对象涵盖医院特定范围内和特定时间内所有人员，包括住院患者、门诊患者、探视者、陪护人员、医院各类工作人员等，这些人员在医院内所获得的感染都称为"医院感染"。但是，由于门诊患者、探视者、陪护人员具有流动性，其感染常常难以确定是否来源于医院内，因此，医院感染的对象往往主要为住院患者和医院工作人员；而由于医院工作人员也具有流动性，其感染有时也很难排除医院外感染。因此，医院感染统计时，往往只限于住院患者，而且住院患者也仅限于有临床和亚临床症状的感染类型，至于病原携带状态和感染后遗症不包括在医院感染中，因此有了狭义概念。

（二）医院感染时间界限

医院感染是患者在医院内获得的感染，包括在住院期间发生的感染和在医院内获得而出院后发生的感染，但不包括入院前已开始或入院时已存在的感染。患者在住院期间和出院后不久即发生的感染（手术患者术后时间可持续1个月，有植入物者界定时间可达1年），不包括在入院前已发生或入院时处于潜伏期的感染。没有明确潜伏期的疾病，入院后48小时后发生的感染即可确定为医院感染。

（龙晓燕）

第二节　医院感染的分类

一、按病原体来源分类

按病原体来源，可分为内源性医院感染和外源性医院感染两大类。

（一）内源性医院感染

内源性医院感染亦称自身感染，病原体来自本身，主要是患者的正常菌群，该类菌群正常情况不致病，当人体的免疫功能受损、健康状况不佳或抵抗力下降时，其正常平衡被打破，成为条件致病菌，而造成内源性感染。这类感染即使在医务人员与患者的不懈努力下也不可能完全消灭。

1. 寄居部位的改变

寄居部位的改变，例如，大肠杆菌离开肠道进入泌尿道，或手术时通过切口进入腹腔、血流等。

2. 宿主的局部或全身免疫力下降

局部如行扁桃体摘除术后，寄居的甲型链球菌可经血流使原有心瓣膜畸形者发生亚急性细菌性心内膜炎。全身如应用大剂量肾上腺皮质激素、抗肿瘤药物及进行放射性治疗等，可造成全身免疫功能下降，一些正常菌群可导致自身感染而出现各种疾病，有的甚至导致败血症而死亡。

3. 菌群失调

机体某个部位正常菌群细菌间的比例发生较大幅度变化，超出正常范围的现象，由此导致的一系列临床表现称为菌群失调症。

4. 二重感染

二重感染又称重复感染，即在长期使用广谱抗生素治疗过程中产生的一种新的感染。长期应用广谱抗生素后，可使敏感菌群受到抑制，而一些不敏感菌（如真菌等）乘机生长繁殖致病，产生新的感染现象。引起二重感染的细菌以金黄色葡萄球菌、革兰阴性杆菌和白色念珠菌等为多见，临床表现为消化道感染（鹅口疮、肠炎等）、泌尿道感染、肺炎或败血症等。发生二重感染，除立即停用原来的抗生素外，还应立即进行标本送检，进行药敏试验，根据药敏试验的结果选用合适的抗生素。同时，应积极采取扶植正常菌群的措施。

（二）外源性医院感染

外源性医院感染又称交叉感染，是指各种原因引起的患者在医院内遭受非本人自身固有的病原体侵袭而发生的感染。病原体来自患者身体以外的个体、环境等，包括从患者到患者、从患者到医务人员和从医务人员到患者的直接感染。

1. 传播途径

该类感染的患者大部分是通过人与人之间的传播。患者在疾病的潜伏期一直到病后一段恢复期内，都有可能将病原体传播给周围的人。对患者及早诊断并进行干预措施，是消灭传染源的一项根本措施。

2. 传染源

有些健康人可携带某种病原菌，但不产生任何临床症状，也有某些传染病患者恢复后，在一定时间内仍可继续排菌。这些健康带菌者和恢复期带菌者是很重要的传染源，因其不出现临床症状，不易被人察觉，故危害性较大。脑膜炎球菌、白喉杆菌等可出现在健康带菌者体内，痢疾杆菌、伤寒杆菌等可出现在恢复期带菌者体内。

二、按感染部位分类

根据医院感染发生的部位分类，如呼吸道感染、泌尿道感染、胃肠道感染、切口感染等。

（龙晓燕）

第三节　医院感染的诊断步骤和原则

一、诊断步骤

1. 医护人员依靠临床资料、系列辅助检查结果（实验室、影像等）及专业诊断指标来完成诊断。

2. 根据医院感染诊断标准判定。

二、诊断原则

1. 对有明显潜伏期的感染性疾病，自入院第一天起，超过平均潜伏期后发生的感染为医院感染；潜伏期不明确者，一般认为入院超过 48 小时发生的感染可初步判定；本次住院与上次住院有直接关系的，也为医院感染。

2. 一般的慢性感染性疾病，在医院内急性发作，但未发现新的病原体，虽可诊断为感染，但不能判断为医院感染。当患者身体其他部位发生感染时，在排除慢性迁延性疾病的前提下，才能判断为医院感染。

3. 由损伤产生的炎性反应或物理性、化学性刺激导致的炎症，不能诊断为医院感染；在皮肤、黏膜的开放性伤口或分泌物中培养出少量细菌，但无任何临床症状和体征者，只能认为有细菌定植，而不能确定为医院感染；若分泌物中检出细菌菌落数超过 10^5 cfu/ml 时，可判定为医院感染。

4. 如患者入院时已发生感染性疾病，在住院期间从原发病损或继发病灶中检出与之前不同的病原体，则可判定为医院感染。

5. 在免疫力低下的患者中发生的医院感染，其临床表现不典型，甚至体温也不升高，此时体温变化不能作为判定医院感染的指标。

6. 先天性感染不属于医院感染，如胎儿在子宫内通过胎盘感染不属于医院感染；新生儿经产道获得的或发生在分娩48小时后的感染应判定为医院感染。

7. 在免疫力低下的患者中可先后发生多部位或多系统的医院感染，在计算感染例次时，应分别计算。

（张亚平）

第四节　医院感染的监测

医院感染的监测是指长期地、系统地、有计划地、连续不断地观察一定人群中医院感染发生和分布以及影响医院感染的各种因素，并对收集的资料定期进行整理和分析，确定其分布动态和变化趋势，然后将得到的信息及时反馈，并制订或改进防控措施，达到控制和降低医院感染的目的。医院感染监测种类包括综合性监测和目标性监测。

一、综合性监测

综合性监测包括感染性病例的监测、环境卫生学监测等。

（一）感染性病例的监测

该项监测包括医院感染病例的数量、病种与部位。其指标有医院感染发病率、例次发病率、患病率等。

在医院感染病例监测中，常常由于时有漏报情况发生而导致实际监测率低于实际发生率。

具体调查方法采取回顾性调查。首先确定某一时间段（月或季度），对该时间段的病例进行全面调查，对发生医院感染的情况进行登记，再与临床报表核对并以全面调查监测的数量与临床报告数量比对。临床缺报的数量即为漏报病例，漏报病例数与实际感染病例数比值即为漏报率；总感染发病例数与总出院病例数比值即为医院感染发病率。

（二）环境卫生学监测

该项监测包括科室空气、医务人员的手、物体表面、无菌物品、应用中的消毒液监测。

1. 空气采样监测方法（平皿沉降度监测）

1）Ⅰ类环境（层流洁净手术室）采样监测方法：手术室层流洁净设施启动30分钟以上，采用直径9 cm普通营养琼脂平板，测点布置在距地面0.8 m高的平面上，在手术区检测时应无手术台。当手术台已固定时，测点高度在台面之上0.25 m，暴露时间30分钟（表4-1）。

表 4 - 1　洁净手术室测点数位

区　域	最少监测点数	手术区图示
Ⅰ类洁净手术室手术区	5 点	双对角线布点
Ⅰ类周边区	8 点	每边内 2 点布点

2）Ⅱ、Ⅲ类环境的空气监测方法：室内空气在消毒处理后、医疗活动之前，采用直径 9 cm 普通营养琼脂平板。平板的数量根据房间的大小选择：室内面积≤30 m²，设一对角线取 3 点，即中心一点，两端各距墙 1 m 处取一点；室内面积 >30 m²，设房间周边四点和中央 5 点，周边四点分别距墙 1 m。采样点应距地面 80～150 cm 处，暴露时间 5 分钟。

2. 物体表面采样监测方法

1）采样时间：选择消毒处理后 4 小时内的物体表面进行采样监测。

2）采样的面积：被采表面 <100 cm²，取全部表面；被采表面 ≥100 cm²，取 100 cm²。

3）采样方法：物体表面在消毒后采样，用浸有含相应中和剂的无菌洗脱液棉拭子，选取物体表面采样范围，用 5 cm×5 cm 规格板，横竖往返涂擦 5 次，连续采样 1～4 个同样规格面积，无菌剪取棉拭子部分于 10 ml 无菌洗脱液试管内，送实验室培养。

3. 医务人员手采样监测方法

1）采样时间：在接触患者、从事医疗活动前进行。

2）采样的面积及方法：被检人五指并拢，将浸有无菌生理盐水采样液的棉拭子在双手指屈面从指根到指尖往返涂擦 2 次（一只手涂擦面积为 30 cm²），并随之转动采样棉拭子，无菌剪取棉拭子部分于 10 ml 无菌洗脱液试管内送检。

4. 无菌物品采样监测方法

1）采样时间：在消毒或灭菌处理后，存放有效期内采样。

2）采样量及方法：可用破坏性方法取样的医疗用品，如无菌纱布、敷料、输液（血）器等，用无菌剪刀或镊子取无菌物品部分，置于盛培养液的试管内直接送检；对不能用破坏性方法取样的医疗用品，可用浸有无菌生理盐水的采样液的棉拭子在被检物体表面涂抹采样，采样面积同物体表面。

5. 应用中的消毒液采样监测方法

1）采样时间：更换前使用中的消毒剂。

2）采样量及方法：无菌条件下，用无菌吸管吸取 1 ml 被检样液，加入 9 ml 稀释液中混匀后送检。

二、目标性监测

目标性监测包括：针对重点环节和重点人群开展的监测（包括切口管理监测、耐药菌监测等）。

（张亚平）

第五节 医院感染的病原学预防与控制

一、医院感染流行病学

医院感染是由病原微生物经一定的传播途径进入易感宿主体内而引起的感染。感染源、传播途径、易感人群3个成分组成感染链。在医院某一病区内，当这些成分同时存在，且具有互相关联的因素，才能形成感染。防控医院感染的对策应从控制感染源、切断传播途径、增强患者的抵抗力三方面入手。内源性感染或自身感染不同，它的感染链是感染源（自身）、易位途径或易感生态环境。

（一）医院感染的病原微生物

医院感染的病原微生物可以是细菌、真菌、病毒或寄生虫。以细菌为主，占90%以上，其中需氧菌居多，厌氧菌占少数（<2%）；其次为真菌，约占5%；其他为病毒类或寄生虫等。从临床角度分为两大类。

1. 传染性病原体

传染性病原体，主要为某些呼吸道和急性肠道病原体，其致病性强、传染性大，无特异性免疫力者易受入侵，并非医院所特有，易通过医院交叉感染导致传播。

2. 条件致病菌

条件致病菌为各种医院感染的病原微生物，主要为革兰阴性杆菌（大肠杆菌、铜绿假单胞菌等）、革兰阳性球菌（金黄色葡萄球菌、溶血性链球菌等）及某些真菌（曲霉菌、念珠菌等）。这一类微生物在健康人群中不会引起疾病或引起轻微症状，当机体抵抗力降低或免疫功能缺损时引起疾病。

（二）感染源

感染源是病原微生物自然生存、繁殖并排出的场所或宿主（人或动物）。其包括：已感染的患者、带菌者与自身感染、环境储源（其环境为病原兼腐生特性的微生物生存、繁殖场所）、动物感染源。

（三）传播途径

病原体从感染源排出体外，经过一定的传播方式，到达与侵入新的易感者的过程，称为传播途径。大多数病原体传播非经某种方式直接侵入新的宿主体内，而是要依赖外界环境中某些媒介物（生物性、非生物性）的携带或传递到达某一部位，引起定植或感染。

大多数病原菌的感染，其传播途径常不止一种。在医院这一特定环境内，各种感染菌的传播途径可分为接触传播、空气传播、共同媒介物传播及生物媒介传播4种类型。

1. 接触传播

接触传播是医院内病原微生物从一个人传递给其他人的最常见方式，这种传播往往发生于感染源的周围，其间通过某种接触方式达到传播。可分为直接接触传播、间接接触传播及飞沫传播3种。

2. 空气传播

空气传播是以空气为媒介，空气中的病原微生物粒子随气流流动达到传播的目的。其包括：空气中尘埃（尘菌）传播感染、感染源排出的飞沫核传播感染（粒径较大，传播距离<2 m）、医源性气溶胶感染3种方式。

3. 共同媒介物传播

共同媒介物传播是通过医院内的水、食物、血液及血液制品、药物及相关制剂、医疗设备等导致。该类感染常可导致短期内感染暴发，是感染防控的重要部分。

4. 生物媒介传播

生物媒介传播是通过某种生物及其病原体达到传播作用。我国常见的生物媒介是昆虫，如蚊传播疟原虫、乙型脑炎病毒、登革热病毒等；跳蚤传播鼠疫杆菌、地方斑疹伤寒等；螨传播流行性出血热病毒；蝇传播肠道病毒等。

（四）易感人群

病原体传播到宿主后，并非都能引起感染，感染与否取决于致病因素及宿主的一些因素。致病因素主要包括毒力的强度和集聚量；宿主因素主要包括宿主的防御能力和病原体的定植部位。

二、医院感染的影响因素

（一）管理因素

管理因素包括两个方面：一是医院的感染组织结构和管理制度不健全，没有专人负责，工作落实不到位，如门诊无分诊制度、缺乏灭菌效果监测手段和制度等，这些都是医院感染传播的隐患；二是医务人员自身对医院感染的危害性认识不足，不能主动遵守医院感染管理制度，无菌意识淡漠，导致医院感染的发生。

（二）医疗因素

医疗因素包括抗菌药物的不合理使用和侵入性操作增多。患者自身滥用广谱抗菌药物或者医护人员不遵守抗菌药物使用原则，都会导致菌群失调，为治疗带来更大的困难。现在医院的侵入性操作，如静脉留置导管、气管切开术、胃镜检查及各种介入治疗增多，人体防御屏障被破坏，病原体乘虚而入的概率加大，导致患者发生医院感染的机会增加。

（三）环境因素

医院的重点建筑应明确分区并遵守医院感染管理要求。重症监护室、手术室、消毒供应中心、血液透析中心等都是医院的重点部门，如果建筑布局不合理，各区域划分不严格，缺乏污水、污物处理条件等，都会增加医院感染的发生率。另外，医院主要的服务对象是患者，某些传染性疾病患者的分泌物、排泄物中的病原微生物可能漂浮在医院的空气中或沉淀在物品、器械表面，造成医院的环境污染。

（四）患者因素

免疫力下降的患者，如老年患者、慢性疾病患者、高危儿、长期放化疗的患者以及长期使用肾上腺皮质激素或免疫抑制剂的患者，是某些疾病的易感人群。

三、感染的预防与控制

感染的预防与控制涵盖多途径、多种方式、多环节。医院感染预防与控制到位需要医务人员掌握医院感染的流行病学知识，掌握医院内的病原微生物种类，一旦出现感染情况，应及时加强医院感染的管理，做到立即控制感染源、切断传播途径、保护易感人群。同时，日常工作中医务人员应严格做好以下工作：

1. 开展医院感染的监测，做好综合性和目标性监测工作，及时发现感染源。

2. 加强感染源的管理，严格探视与陪护制度；对易感人群实行保护性隔离；保护患者和免疫力低下者；做好消毒、隔离及灭菌工作，有效控制感染源。

3. 日常工作中，医务人员应严格落实手卫生措施，强化职业防护，防止交叉感染的发生。

4. 加强医源性传播因素的监测与管理，严格临床使用一次性无菌医疗用品的管理，保证"三证"齐全、质量达标、有效期内应用。

5. 加强医院消毒灭菌的监督管理，严格无菌操作规范的落实。

6. 加强重点部门、重点环节、高危人群与主要感染部位的医院感染管理。

7. 加强日常工作的监督、检查，反馈临床上产生的病原体及其对抗生素的敏感性资料，发现问题及时沟通、整改、总结。

8. 加强医务人员培训，提高应知、应会知识水平，指导临床。

9. 加强临床抗生素的管理，合理应用抗生素。

10. 开展医院感染的宣传教育，提高就诊者及社区居民的防护意识。

11. 制定完善的工作制度，加强制度落实。

（许惠敏）

第六节　医院感染的管理体系与制度

一、医院感染管理体系

医院感染管理体系是做好医院感染管理工作的保障，完善的感染管理三级体系包括感染管理委员会、感染管理科（100 张床位以上者设）、感染管理监控小组。

二、医院感染管理制度

（一）医院感染管理委员会制度

1. 根据国家卫生法律法规及其控制医院感染的有关规定，研究制订全院感染控制规划、计划、突发事件控制预案并组织实施，对制度的落实情况进行考核和评价。

2. 根据《综合医院建设标准》有关卫生学标准及预防医院感染的要求，对医院的扩建、改建和新建，提出建设性意见。

3. 通过系统收集、整理、分析及报告医院感染的资料，研究并确定本医院感染的重点部门、重点环节、重点流程、危险因素以及采取的干预措施，明确各有关部门、人员在预防和控制医院感染工作中的责任。

4. 建立会议制度。医院感染管理委员会每年召开两次会议，由各委员汇报，分析现状，讨论研究医院感染管理上的问题，并着重落实解决重点或难点问题，遇到紧急情况随时组织召开。

5. 研究并制订发生医院感染暴发及出现不明原因的传染性疾病或者特殊病原体感染病例等事件时的控制措施。根据本医院病原体特点和耐药现状，配合药事管理委员会提出合理使用抗生素的指导意见。

6. 每位委员及时参加会议，并做好会议记录，如有特殊情况不能参加的，及时请假。

7. 科学施行管理，及时做好医疗质量与安全管理工作。

（二）医院感染管理科工作制度

医院感染管理科具体负责医院感染预防与控制方面的管理和业务工作。其主要职责如下：

1. 对有关预防和控制医院感染管理规章制度的落实情况进行检查和指导。

2. 加强重点环节及重点人群的危险因素监测。对环境卫生学、紫外线灯管等医院感染的相关危险因素进行监测、分析和反馈。针对监测发现的问题提出控制措施并指导实施。

3. 对医院感染发生病例的状况进行调查、统计、分析，并向医院感染管理委员会或者医疗机构负责人报告。

4. 对医院的清洁、消毒、灭菌与隔离、无菌操作等工作提供指导，存在问题及时向相关科室反馈予以整改。

5. 对医院内医疗废物管理工作提供指导。

6. 对医院内传染病的感染控制工作提供指导，防止交叉感染的发生。

7. 对医务人员有关预防医院感染的职业卫生安全防护工作提供指导。

8. 对医院感染暴发事件进行报告和调查分析，提出控制措施并协调、组织有关部门进行处理。

9. 每年对医务人员进行预防和控制医院感染知识培训两次。

10. 参与抗生素临床应用的管理工作，对抗生素的应用情况进行调查，存在问题及时反馈。

11. 对消毒药械和一次性使用医疗器械、器具的相关证明进行审核。

12. 组织开展医院感染预防与控制方面的科研工作。

13. 完成医院感染管理委员会或者医疗机构负责人交办的其他工作。

（三）医院感染管理监控小组管理制度

1. 在科主任（组长）领导下，制定本科室医院感染管理规章制度，并监督落实。

2. 负责监督、检查本科室有关医院感染各项工作，对医院感染可疑或确诊病例，可能存在的医院感染环节、传播途径进行监测，并采取有效防治措施。

3. 对医院感染散发病例按要求登记报告。发生暴发流行时，除应积极治疗患者外，还应保护现场，保存可疑污染来源物品和患者临床标本，并立即上报有关部门。对法定传染病应根据我国传染病防治法要求报告。

4. 按要求及时采集临床标本（尤其是感染患者），进行细菌学检查和药敏试验，并根据药敏试验结果合理用药。

5. 制定本科抗生素合理应用制度，并监督、检查使用情况，防止耐药菌株产生，减少抗生素的不良反应。

6. 有针对性地开展目标性监测，加强重点环节和重点人群的管理，采取有效措施降低本科室医院感染发生率。

7. 组织和参加有关医院感染的培训学习，不断提高管理水平。

8. 严格执行消毒隔离制度，加强职业防护，降低职业暴露的机会，监督、执行无菌操作；加强一次性医疗用品及无菌物品管理；严格执行手卫生规范；切实做好对卫生员、陪住者、探视者的卫生学管理。

9. 按要求严格指导落实医疗器械清洗、消毒、管理的流程，加强无菌物品管理；加强手术室、供应室无菌间的环境卫生学监测及层流设施的维护及保养，保证各项监测指标符合要求。

10. 严格消毒剂、消毒产品、一次性医疗用品等物品的进货把关和索证工作，保证医疗安全。

11. 严格根据医疗废物管理的要求和流程加强医疗废物管理工作。

12. 结合本科室临床实际，开展医院感染科研工作。

13. 及时负责并督导本科室按照《医院感染管理手册》的要求落实各项工作。

（四）预防医院感染管理制度

1. 为有效预防和控制医院感染，保障医疗安全，提高医疗质量，各科室要加强医院感染管理。

2. 各科室要认真贯彻执行《中华人民共和国传染病防治法》《医院感染管理办法》和《医疗机构消毒技术规范》等法律、法规、规章中有关医院感染管理的规定。

3. 建立健全医院感染管理组织，成立医院感染管理委员会、医院感染管理科和临床科室医院感染管理小组三级网络，各级管理组织人员要认真履行职责。

4. 涉及医院感染方面重大问题由感染管理委员会负责商定。医院建筑的改建、扩建和新建，必须符合《综合医院建设标准》有关卫生学标准和预防医院感染的要求。

5. 医院感染管理是医疗质量管理的重要组成部分，纳入医院医疗质量管理工作。

6. 医院感染管理科负责医院感染管理日常工作，具体负责全院医院感染管理控制工作的技术指导、管理与监督。

7. 医院制定和实施医院感染控制规划和医院感染病例报告等制度，开展必要的监测项目。

8. 医务人员要严格执行消毒、灭菌、隔离制度和无菌操作规程等医院感染管理的各项规章制度。

9. 建立医院感染控制的培训制度，定期对医院各级各类人员进行预防和控制医院感染的宣传教育、培训、考核。

10. 各相关科室应确保消毒药剂、消毒器械、一次性使用医疗卫生用品的采购、储存、使用及用后处理必须符合国家医院感染管理的有关要求；采购部门必须向销售者索取和初审相关证件；医院感染管理科对新产品的证件定期进行审核。

11. 医院要加强消毒隔离工作，做好感染性疾病科、口腔科、手术室、重症监护室、流产室、临床检验部门和消毒供应室等重点部门的医院感染管理与监测工作。

12. 医院各科室高度重视多重耐药菌的监测和防控工作；相关管理科室监督、执行《抗菌药物临床应用指导原则》，制定和完善医院抗菌药物临床应用实施细则，坚持抗生素分级使用，提高抗生素临床合理应用水平。

13. 感染管理科定期对院内感染情况进行检查、分析、汇总，及时反馈检查结果，采取有效措施，确保医院感染率控制在8%以内，医院感染漏报率控制在20%以下。

14. 按照《医疗废物管理条例》《医疗卫生机构医疗废物管理办法》《医疗废物分类目录》的规定对医疗废物进行有效管理，并有医疗废物流失、泄露、扩散和意外事故的应急方案。

15. 服务处负责污水污物管理，并达到国家有关要求。

（五）医院消毒隔离制度

1. 医务人员上班时间要衣帽整齐；操作前、后均应洗手，必要时戴手套；无菌操作时戴口罩，并严格遵守无菌操作规程。

2. 医、护、技和清洁卫生工作人员不得穿工作服进食堂、会议室或医院外的公共场所。

3. 保持室内清洁卫生，定时通风换气，必要时行空气消毒；台面、诊查床、床头桌、椅子、门把手等每日湿擦或消毒；地面湿式清扫，遇特殊污染时及时消毒；抹布要专用，定期消毒。

4. 治疗室、换药室、处置室、注射室的室内布局合理，清洁区、污染区分区明确，标志清楚。无菌物品按灭菌日期依次放入专柜，过期重新灭菌；设有流动水洗手设施。

5. 手术室、流产室、治疗室、换药室、注射室、口腔科、重症监护室、供应室无菌区、生化室等必须有定期空气消毒制度，并定期进行空气消毒效果监测。

6. 医务人员必须遵守消毒灭菌原则，进入人体组织或无菌器官的医疗用品必须灭菌；接触皮肤黏膜的器具和物品必须消毒。

7. 用过的医疗器材和物品，应先去污染，彻底清洗干净，再消毒或灭菌；其中感染患者用过的医疗器材和物品，应先消毒，彻底清洗干净，再消毒或灭菌。所有医疗器械在检修前应先经消毒或灭菌处理。

8. 患者的安排原则为：感染患者与非感染患者分开，同类感染患者相对集中，特殊感染患者单独安置。

9. 乙型肝炎（简称乙肝）患者实行床旁隔离制度，做到床头有标志，严格消毒隔离管理。对乙肝孕妇流产要做好隔离，并对其所用物品进行消毒，宫腔内物必须放入黄色带标识的双层塑料袋内集中处置，流产结束后严格做好终末处置工作。平常应把所有患者的血液、体液均当成有传染性的进行处理；所有患者用过的一次性用品必须放入带标识的黄色塑料袋内密闭，专人回收，集中处置。

10. 病床应湿式清扫，一床一套（巾），床头柜应一桌一抹布，用后均需消毒。患者出院、转科或死亡后床单位必须进行终末消毒处理。

11. 患者衣服、被服每周更换 1~2 次，枕芯、棉褥、床垫定期消毒。衣物、被服被血液、体液污染时，及时更换；禁止在走廊、病房清点更换下来的衣物、被服。

12. 餐具、便器固定使用，保持清洁，定期消毒和终末消毒。卫生员、护工应熟知消毒方法。一次性用品用后，集中处置。

13. 治疗室、病室、厕所等分别设置专用拖布，标记明确，分开清洗、消毒，悬挂晾干。如用于擦拭被血液、体液等污染地面的拖布，应立即消毒。

14. 氧气湿化瓶、雾化吸入器及橡胶管等连续使用时，必须每日消毒，用毕终末消毒。湿化液用无菌蒸馏水。

15. 非一次性使用的吸引瓶、引流管、气管插管、麻醉机螺纹管、呼吸气囊、舌钳、开口器等用后先浸泡消毒，然后清洗，最后用高压蒸汽灭菌或高效消毒剂浸泡消毒。

16. 无菌物品必须一人一用一灭菌。

17. 包装材料在使用前，应仔细检查有无残缺破损，包装层数不少于两层。用于包装无菌物品的非一次性包布要一用一清洗，保持清洁、干燥、无破损，新包布应去浆后方可使用；一次性无纺布、一次性复合材料（如纸塑包装）等应符合国家统一标准，经国家卫生行政部门批准后方可使用。进行灭菌的物品，其体积及重量应严格执行灭菌操作规范的要求。双层无菌包内放指示卡，包外贴指示胶带，并及时做好生物学监测。所有无菌物品均应标明品名、灭菌有效期、责任人。湿包、指示卡或指示胶带变色不达标者不得使用。非一次性包布包装的无菌物品有效期为一周；一次性无纺布据医院规定应用，不得使用过期包。包装有污染或潮湿时重新处理。

18. 抽出的药液、开启的静脉输入用无菌液体须注明时间，超过 2 小时后不得使用；启封抽吸的各种溶媒超过 24 小时不得使用，最好采用小包装。

19. 碘酊、乙醇应密闭保存，每周更换 2 次，容器每周灭菌 2 次；安尔碘一经打开应注明时间，于 1 周内应用。

20. 盐水棉球缸每天更换并灭菌；碘酊、乙醇棉球缸每周灭菌 2 次；置于无菌储槽中的灭菌物品（棉球、纱布等）一经打开，使用时间最长不得超过 24 小时，提倡使用小包装。无菌棉签开启 24 小时内使用。

21. 取放无菌物品应用盛放无菌持物镊（钳）的干缸，无菌干缸应每 4 小时更换一次，疑被污染时，随时更换并灭菌。

22. 采用浸泡法消毒、灭菌器械时，器械应全部浸泡于消毒液内，打开轴节，标明消毒起止时间。消毒剂按时更换，戊二醛消毒液应 1 周内更换。

23. 治疗车上物品排放有序，上层为清洁区，下层为污染区；进入病室的治疗车、换药车应配有快速手消毒剂。

24. 各种治疗、护理及换药操作应按清洁伤口、感染伤口、隔离伤口依次进行。特殊感染如炭疽、气性坏疽、破伤风等应就地（诊室或病室）严格隔离，处置后进行严格终末消毒，不得进入换药室；感染性敷料应放入双层带标识的黄色防渗漏的医用污物袋内，专人回收，集中处置。

25. 医院所有诊疗器械包均由消毒供应室统一回收、清洗、消毒或灭菌。特异性感染患者使用后的器械，应先浸泡消毒，再由消毒供应室统一回收、清洗、消毒或灭菌。

26. 体温计用后应立即消毒处理。非一次性压舌板用后由消毒供应室消毒、灭菌。

27. 对于接触过患者伤口、皮肤的物品和器材一律采用对乙肝、甲型肝炎（简称甲肝）有效的消毒液浸泡、擦拭消毒或高压蒸汽灭菌。

28. 医院所用一次性无菌医疗用品必须由药械科统一集中采购，使用科室不得自行购入。根据其用途应达到灭菌或消毒，必须证件齐全，索要生产企业卫生许可证、产品卫生许可批件（消毒剂、消毒器械）、产品批次自检报告等，并有标识（明示厂名、批准文号、产品批号、生产日期、消毒或灭菌方法及日期、灭菌标识、产品失效期、标签说明书等，进口一次性无菌医疗用品应具备灭菌日期和失效期等中文标识），包装完整、无破损。

29. 根据《医疗废物分类目录》要求，对医疗废物分类收集，分置于带标识的防渗漏、防锐器穿透的专用包装物或密闭的容器内。装放量3/4满，专人回收，集中处置。

30. 废弃的血液标本、病原体的培养基、标本和菌种、毒种保存液等高危险废物，应当经检验科进行高压蒸汽灭菌处理，然后按感染性废物收集处理。

31. 可重复使用的采血笔只限于一名患者专人专用，禁止用于多名患者。对不同患者进行监测血糖采血操作时，必须使用一次性采血装置；使用后的一次性采血装置不得重复使用。

32. 门诊微量采血做到一人一针一管一片，静脉采血必须做到一人一针一管一巾一带。用后的注射器、针头分别弃置于带标识的黄色专用塑料袋和利器盒内；患者使用的止血棉球或棉签弃置于带标识的黄色专用塑料袋内。装放量3/4满，密闭，专人回收，集中处置。

33. 检验科的贵重仪器保持清洁，尽量减少污染；若受到污染应及时消毒。检验器具凡重复使用的应根据原材料不同采用不同的消毒方法，及时清洗、消毒、沥干；一次性使用的物品用后置于带标识的黄色医用垃圾袋内，专人回收，密闭运送，集中处置。采标本的器材如玻片、吸管等应做到一人一份一用一消毒，废弃后按损伤性废物处置。

34. 尽量避免检验报告单与标本直接接触，检验报告单必须消毒后方可登记和发放。

35. 废弃的液体标本应倒入含有效浓度消毒液的容器内搅匀后作用2～4小时再倒入下水道；固体标本置于带标识的黄色医用塑料袋内，密闭运送，集中处置。做到日产日处理。

36. 凡用口杯的科室，均要求使用一次性口杯，口杯按医疗垃圾及时处置。

37. 洗衣房管理严格执行《洗衣房感染管理制度》。

38. 口腔科诊疗器械，严格按《医疗机构口腔诊疗器械消毒技术操作规范》执行，牙钻必须灭菌后使用，器具做到一人一用一消毒或灭菌。采取标准预防，接触每个患者前、后洗手，必要时手消毒。

39. 针灸针具严格执行一人一穴一针一用；梅花针、三棱针等必须做到一人一针一用一灭菌。非一次性使用针灸针用后必须采用双灭菌法灭菌。一次性使用针灸针用后置于利器盒内，密闭，专人运送。拔火罐做到一人一罐一用一消毒。

40. 内镜及附件的清洗、消毒或灭菌，严格按《内镜清洗消毒技术规范》执行。浸泡消毒、灭菌时必须使用高效消毒剂，浓度、时间、方法正确。定时监测使用中的消毒剂的有效浓度；定期更换消毒液。消毒后的内镜储存前先干燥处理，再悬挂于镜柜内。乙肝表面抗原（HBsAg）阳性、已知特殊感染者或非特异性结肠炎患者等使用专用内镜或安排在每日检查的最后。应用前进行消毒、灭菌效果监测，合格后方可应用，保留监测记录。

41. 介入治疗使用的一次性导管不得重复使用，其说明书界定可重复使用的导管，应按去污染、清洗、灭菌的程序进行处理。

42. 被服中心将工作人员的工作衣、被服，一般患者和明显污染患者的衣物、被服分类收集。专人、专车、密闭运送；洁、污分开；分类、分机清洗；分类、分批烘干熨烫、折叠、储存。运送车每日用后清洗、消毒。

（六）医院感染流行、暴发报告与控制制度

1. 制定有关医院感染暴发报告及应急处置预案，控制和消除发生在医院的医院感染暴发及其造成的危害。

2. 各部门认真实施医院感染暴发的报告与控制制度。

3. 建立有效的医院感染监测制度，按照《医院感染监测规范》的要求，开展全院综合性监测和目标性监测，及时发现医院感染暴发倾向和隐患。

4. 当出现医院感染流行趋势时，发生医院感染暴发的科室或微生物室应立即报告医院感染管理科，感染管理科接到报告立即深入科室调查，查找感染源，分析引起感染的因素。

5. 非传染病引起的医院感染暴发由医院感染管理科按程序逐级报告院领导及所在地区卫生行政部门和疾病预防控制中心。传染病医院感染暴发除按感染暴发程序报告外，按照《中华人民共和国传染病防治法》和《国家突发公共卫生事件应急预案》的规定进行报告和处理。

6. 院领导接到报告，应及时组织相关部门协助医院感染管理科开展流行病学调查与控制工作，并从人力、物力和财力等方面给予保证。

医院感染流行或暴发的控制措施：

1. 一旦发生医院感染暴发或流行，临床科室必须及时查找原因，协助调查和执行控制措施。

2. 医院感染管理科及时进行流行病学调查处理。

3. 对怀疑患有同类感染的病例进行确诊，计算其罹患率，若罹患率显著高于该科室或病房历年医院感染一般发病率水平，则证明流行或暴发。

4. 查找感染源，对感染患者、接触者、可疑感染源、环境、物品、医务人员的手及陪护人员等进行病原学检查。

5. 查找引起感染的因素，对感染患者及周围人群进行详细的流行病学调查。

6. 制订和组织落实有效的控制措施，对患者进行适当的治疗，进行正确的消毒处理，必要时隔离患者或暂停接收新患者。

7. 分析资料并调查流行或暴发的原因，推测可能的感染源、感染途径或感染因素，结合临床实验检查结果和采取控制措施的效果做出综合判断。

8. 暴发事件处置后，应及时进行总结，改进预防措施，保证安全。

（七）医院感染散发病例监测报告制度

1. 认真贯彻执行国家有关医院感染控制标准，建立健全医院感染病例的发现、登记、报告系统。

2. 临床各科医生，要熟悉医院感染分类诊断标准，并不断加强有关医院感染的基础理论学习，不断提高医院感染控制水平。

3. 发现医院感染病例时，经治医生应及时向本科室医院感染管理小组负责人报告，并于 24 小时内填表报告医院感染管理科。患者出院时主管医生应填写"院内感染发病登记表"，附病历。

4. 感染病例登记，由各科经治医生填写，监控医生、监控护士、专职人员负责核对。填写医院感染病例登记表时，应字迹清楚、项目齐全。感染病例报表由填报人员及时报医院感染管理科。

5. 各科室医院感染监控医生和护士分别承担本科室与医院感染病例诊断、预防与控制工作，发现医院感染病例，科室监控小组负责人应在感染科的指导下，及时组织经治医生、护士查找原因，采取有效控制措施，同时应做好感染病例的讨论工作，防止医院感染的暴发和流行。

6. 科室监控小组领导应督促检查感染病例报告执行情况，做到报告及时、不漏报、不错报。

7. 医院感染管理科应加强对医院感染散发病例的监控和统计，将医院感染率控制在 8% 以内，并及时将医院感染调查情况汇报医院。

8. 感染管理科通过前瞻性调查和目标性监测，到科室查阅住院病历等，发现医院感染病例督促经治医生报告。

9. 确诊为传染病的医院感染，按《中华人民共和国传染病防治法》的有关规定报告和控制。

八、医院感染知识培训制度

1. 全体人员必须接受有关医院感染的法律法规、工作流程、标准等知识的培训。

2. 医务人员应当掌握与本职工作相关的医院感染预防与控制知识，落实医院感染管理规章制度、工作规范和要求。

3. 工勤人员应当掌握有关预防和控制医院感染的卫生清洁和消毒隔离知识，并在工作中正确运用。

4. 医院感染专职人员应当具备医院感染预防与控制的专业知识，能够承担医院感染管理和业务指导工作。

5. 新上岗人员、进修生、实习生必须接受医院感染知识的岗前培训，时间不得少于 3 学时，考核合格后方可上岗。

6. 医务人员应参加预防、控制医院感染相关知识的继续教育课程和学术交流活动，医院感染管理专职人员应积极参加省级以上卫生行政部门组织的医院感染知识上岗培训，每年不少于 15 学时，其他管理与医务人员每年不少于 6 学时，及时掌握医院感染相关的知识。

7. 医院感染管理科每年进行全院性医院感染知识培训 1~2 次；加强对管理和医务、工勤人员的预防、控制医院感染知识的常规培训。各科室每季度组织医务人员进行医院感染知识培训 1 次；每位医务人员建立培训记录本，做好培训记录。

（九）医护人员职业安全防护管理制度

1. 医务人员应提高自身防护意识，积极参加相关培训，掌握消毒、隔离知识和技能。

2. 职业安全防护措施应当遵照标准预防原则，所有患者的血液、体液及被血液、体液污染的物品均视为具有传染性的病原物质，接触这些物质时，必须采取防护措施。

3. 医务人员接触病原物质时，应当采取的防护措施

1）医务人员进行有可能接触患者血液、体液的诊疗和护理操作时必须戴手套，操作完毕，脱去手套后立即洗手，必要时进行手消毒。

2）在诊疗、护理操作过程中，有可能发生血液、体液喷溅到医务人员的面部时，医务人员应当戴手套、具有防渗透性能的口罩、防护眼镜；有可能发生血液、体液大面积喷溅或者有可能污染医务人员的身体时，还应当穿戴具有防渗透性能的隔离衣或者围裙。

3）医务人员手部皮肤发生破损，在进行有可能接触患者血液、体液的诊疗和护理操作时必须戴双层手套。

4）医务人员在进行侵袭性诊疗、护理操作过程中，要保证充足的光线，并特别注意防止被针头、缝合针、刀片等锐器刺伤或者划伤。

5）使用后的锐器应当直接放入耐刺、防渗漏的锐器盒，禁止将使用后的一次性针头重新套上针头套，禁止用手直接接触使用后的针头、刀片等锐器，以防刺伤；在戴手套处理医疗废物时，严禁用手伸入垃圾袋内下压废物。

4. 发生职业暴露后的处理措施

1）如不慎被锐器刺伤，应立即采取相应保护措施，彻底清创，对创面进行严格消毒处理并进行血源性传播疾病的检查、随访和报告。

2）被乙肝病毒（HBV）阳性患者血液、体液污染的锐器刺伤，应在 24 小时内注射乙肝高价球蛋白，同时进行血液乙肝标志物检查，阴性者注射乙肝疫苗。

3）被人类免疫缺陷病毒（HIV）阳性患者血液、体液污染的锐器刺伤，应当立即实施以下局部处理措施：

（1）用肥皂和流动水清洗污染的皮肤，用生理盐水反复冲洗黏膜。

（2）如有伤口，应当在伤口旁轻轻挤压，尽可能挤出损伤处的血液，再用肥皂液和流动水进行冲洗；禁止进行伤口的局部挤压。

（3）受伤部位的伤口冲洗后，应当用消毒液，如75%乙醇或者碘伏进行消毒，并包扎伤口；被暴露的黏膜，应当反复用生理盐水冲洗干净。

5. 使用紫外线消毒时，不得使紫外线光源照射到人，以免引起损伤。

6. 压力蒸汽灭菌设备的具体操作步骤、常规保养和检查措施应按说明书的要求严格执行。

7. 接触戊二醛等消毒溶液时应戴橡胶手套，防止溅入眼内、吸入体内或皮肤黏膜上，一旦溅上，应及时用清水清洗。

（十）医院感染的分级防护管理制度

1. 医务人员应遵循的措施

1）工作人员上岗着装符合要求，戴工作帽、穿白大衣，必要时戴口罩、手套，穿隔离裤、隔离鞋，戴防护镜、防护面罩。

2）工作人员发生医院感染事件以及锐器伤、化学烧伤需及时报告医院感染管理科。

3）在进行消毒工作时，工作人员应采取自我防护措施，防止因消毒操作不当可能造成的人身伤害。

2. 各类人员均应严格执行医院感染管理制度，做好个人防护和公共环境的保护，完成操作或离开工作区域时应及时摘手套，严禁工作人员穿工作服进入食堂、宿舍和医院外环境。

3. 医院感染实行分级防护的原则

1）基本防护

（1）适用对象：在医院（传染病区、发热门急诊除外）从事诊疗工作的医、护、技人员。

（2）防护配备：白大衣、工作裤、工作鞋、工作帽和医用口罩。

（3）防护要求：按照标准预防的原则。

2）加强防护

（1）防护对象：进行接触血液、体液、排泄物、分泌物等可视污染物操作时的医、护、技人员；进入传染病区的医、护、技、工作人员；传染病流行期间的发热门诊、严重急性呼吸综合征（SARS）病房的医、护、技、工、勤人员；转运疑似SARS和临床诊断SARS患者的医务人员，如司机。

（2）着装要求：在基本防护的基础上根据诊疗危险程度，使用以下防护用品。隔离衣：进入传染病区时；防护镜：进入传染病区时，进行可能被体液喷溅操作时；外科口罩：进入传染病区时；手套：医技人员皮肤破损或接触体液、血液可能污染时；面罩：有可能被体液、血液、分泌物喷溅时；鞋套：进入传染病房或病区时。

3）严密防护

（1）防护对象：进行有创操作如给呼吸道传染病患者进行气管插管、切开吸痰时。

（2）防护要求：在加强防护的基础上，可使用面罩。

（十一）患者安全防护制度

1. 医院设立独立的感染性疾病科和发热门诊。

2. 病室、门诊设置符合要求，严格执行传染患者的处置流程；诊室、留观室严格执行病房或门诊的消毒隔离制度。

3. 设立隔离病室，轻重患者分开安置，呼吸道传染病患者戴口罩，不得离开病室，严禁患者间相互接触。重型患者应安置在重症监护室或有条件的抢救室，不得与其他患者混合收治。疑似患者一人一室。对暂时诊断不明的患者，均须隔离留观。

4. 医护人员应重视消毒、隔离与防护工作，严格执行双向防护制度。

5. 医务人员应严格执行手卫生规范，防止发生交叉感染。

6. 患者使用的床单等应定期更换，污染后立即更换，送洗衣房浸泡消毒后统一处理；患者的口罩定期更换，潮湿后立即更换，用后的口罩严格按感染性垃圾及时处置。

7. 患者出院、转院或死亡后，病房必须进行终末消毒。

8. 转运患者的救护车应及时做好消毒处置工作。

（十二）环境卫生及消毒灭菌监测制度

1. 压力蒸汽灭菌

1）工艺监测：每锅登记温度、压力、时间、锅次、物品、消毒员等。

2）化学监测：常规进行包外、包内化学指示物监测。采用快速压力蒸汽灭菌程序灭菌时，应直接将一片包内化学指示物置于待灭菌物品旁边进行化学监测。

3）B－D试验：每日1次。

4）生物学监测：每周1次，有植入物时每锅进行生物学监测；低温等离子灭菌每天至少进行1次灭菌循环的生物学监测。

2. 紫外线

1）日常监测：登记照射时间、累计使用时间、使用人签名，每周1次擦拭记录。

2）强度监测：加强使用中紫外线灯管强度监测，各科室应根据本科室紫外线灯管的应用情况每月监测1次，动态掌握灯管的强度，使用中的灯管照射强度不得低于70 $\mu W/cm^2$；感染管理科每半年普查1次；照射强度低于70 $\mu W/cm^2$ 应及时更换。器械购入部门对新的灯管强度进行监测，新灯管的照射强度不得低于100 $\mu W/cm^2$。

3. 消毒剂

1）化学指示卡监测：含氯消毒液每日监测，戊二醛每周监测。

2）生物学监测：消毒剂每季进行生物学监测，细菌含量必须＜100 cfu/ml，不得检出致病菌。灭菌剂每月进行生物学监测，不得检出任何微生物。

4. 内镜、活检钳和灭菌物品

灭菌后的膀胱镜、活检钳和灭菌物品，每月进行生物学监测，不得检出任何微生物。

5. 污水、污物

1）污水余氯每日监测2次。

2）每月进行粪大肠杆菌监测。

3）每月进行1次致病菌监测。

6. 重点科室环境

按照"重点科室环境卫生学监测项目和监测频次表"的要求进行监测。

（十三）医务人员手卫生与监管制度

1. 医务人员洗手时必须使用流动水设施洗手。

2. 手术室、重症监护室、感染性疾病科、妇科流产室、口腔科、消毒供应中心等重点部门必须配备非手触式水龙头。其他有条件的科室也可以配备脚踏式水龙头。

3. 洗手建议使用洗手液，如使用肥皂应悬挂晾干，保持清洁干燥。

4. 应配备一次性干手纸或干手器等干手物品。手术室干手巾应每人一用，用后清洁、灭菌；盛装消毒巾的容器应每次清洗、灭菌。

5. 洗手池池面应光滑无死角，每日清洁或消毒。

6. 洗手池边应配备"七步洗手图"，并严格按照流程进行洗手；手术室应配备计时装置、洗手流程及说明图。

7. 手消毒剂应取得卫健委的卫生许可批件并在有效期内使用。

8. 当手部有血液或其他体液等肉眼可见的污染时，应用肥皂（皂液）和流动水洗手。

9. 当手部没有肉眼可见的污染时，宜使用速干手消毒剂消毒双手。

10. 下列情况应进行洗手与卫生手消毒

1）接触患者黏膜、破损皮肤或伤口前后，接触患者的血液、体液、分泌物、排泄物、伤口敷料等之后。

2）穿脱隔离衣前后，摘手套后。

3）进行无菌操作，接触清洁、无菌物品之前。

4）接触患者周围环境及物品后。

5）处理药物或配餐前。

6）当直接接触每个患者前后，从同一患者身体的污染部位移动到清洁部位时。

11. 当接触患者的血液、体液和分泌物以及被传染性致病微生物污染的物品后以及直接为传染病患者进行检查、治疗、护理或处理传染病患者污物之后，应先洗手，然后进行手卫生消毒。

12. 外科手消毒时应遵循先洗手，后消毒；不同患者手术之间、手套破损或手被污染时，须重新进行外科手消毒。

13. 医务人员不得戴假指甲、戒指等饰物，要保持指甲和指甲周围组织的清洁。

14. 摘除手套后，应用肥皂（皂液）清洁双手。

15. 外科洗手清洁指甲用具、揉搓用品如海绵、手刷等，应放到指定的容器中；揉搓用品应每人使用后消毒或者一次性使用；清洁指甲用品应每日清洁与消毒。

16. 手卫生合格标准

1）卫生手消毒，监测的细菌菌落总数应≤10 cfu/cm^2。

2）外科手消毒，监测的细菌菌落总数应≤5 cfu/cm^2。

（十四）预防血液感染安全管理制度

医院血源性感染已成为医务人员医院感染的重要途径。医疗卫生机构中一切可能接触血源和体液的操作，如注射、采血、输血、手术、外伤处理、引流、导尿及各类标本的采集、传递、检验、保存和废弃过程，均是造成医源性经血液传播的环节，应严格无

菌操作,加强消毒隔离。为更好地预防血液感染,制定安全管理制度如下:

1. 加强对血源性院内感染的监测。科室感染控制小组及时掌握科室感染情况和感染病例,并及时报告感染管理科,以便及时寻找感染源,采取有效措施控制血源性感染。

2. 严格掌握输血适应证。原则上采用成分输血,不输新鲜血。输血前须经医生、护士两人核对签名后方可输入,输血完毕将输血管路、血袋等物品密闭完整送交血库,以了解输血反应情况并及时对用后物品进行高压消毒后再按感染性废物处置。

3. 手的清洁消毒是减少医院内感染最有效的方法之一。医务人员接触患者前后要彻底洗手,如手被血液或体液污染,应立即使用足量的消毒液流动水洗手。医务人员手的皮肤如有破损,及时告知护士长或科主任,使用闭合性敷料,也可戴手套,如破损严重及时诊治。当接触或有可能接触血液、体液的操作时都必须戴手套,接触患者破损的皮肤或黏膜时也要戴手套;接诊急诊患者时尽量戴手套,防止自身或交叉感染。脱去手套后彻底洗手,以彻底阻断传染途径。

4. 执行某些操作时,如有血液、体液溅出时应戴口罩、护目镜,穿一次性隔离衣,防止感染。

5. 所有血、尿、大便标本均采用密封的试管或检验杯,并用小塑料袋封好及时送检,一袋一标本。各类标本取样检验后统一消毒、集中处置;化验单经消毒后发至病房。

6. 加强对一次性医疗器械、污物的管理。使用后的一次性污物严格分类包装,带血的污物、敷料等使用双层黄色医疗垃圾袋,防渗漏,标示明确送医疗垃圾暂存间。

7. 手术敷料、脏污床单、衣服统一专区存放,由洗衣房统一收集、消毒、清洗等处理,运送过程严禁渗漏,并禁止在病区内用手清点。清洁被服也由洗衣房送至病房,且区分洁、污运送车辆,以防污染。

8. 口腔科诊疗及手术器械、注射器、针头、漱口杯、镶复模具一人一份,一用一消毒,严防交叉感染。

9. 检验科应严格根据《临床输血技术规范》规定的程序进行管理和操作。保持环境清洁,每日清洁桌面、地面,被血液污染的台面应用高效消毒剂处理。储血冰箱应专用于储存血液及血液成分,定期清洁和消毒,防止污染。每月对冰箱的内壁进行生物学监测,不得检出致病性微生物和霉菌。

10. 严格做好锐利物品的管理和应用。医护人员在使用各种针头、手术刀片或其他尖锐物品时,应防止自己和他人受伤,保护患者和自身的安全。用后的各种针头、刀片及其他尖锐物品,统一置于一密闭黄色耐刺标准锐器盒内。容器上有明显标签,放置3/4时,即封闭口,外套黄色医疗垃圾袋,标示明确送医疗垃圾暂存间。如操作中皮肤不慎被刺伤,并受到患者血液污染时,应立即挤压伤口边缘,用肥皂和水彻底冲洗,然后用氯己定或碘伏消毒受伤部位,必要时用敷料包扎。如眼结膜、口腔黏膜溅有血液,立即用大量清水或消毒液冲洗,报告科主任或护士长,填写详细登记,并报告医院感染管理科。同时应抽血检测 HIV 和 HBV,6 个月后做对照。

11. 全体医务人员每年应接受医院感染或血液传播疾病知识的宣传和培训,增强防护意识。

（十五）呼吸系统疾病医院感染的预防与控制制度

1. 将感染与非感染患者分开安置；病房按时开窗通风；特殊呼吸道感染患者，按标准预防执行。

2. 对于器官移植、粒细胞减少症等严重免疫功能抑制患者，应进行保护性隔离，包括安置于层流室，医务人员进入病室时须戴口罩、帽子，穿无菌隔离衣等。

3. 限制应用抑制意识的药物：镇静药、麻醉药。

4. 安置昏迷患者于避免误吸的体位，如平卧时头偏向一侧。

5. 绝对卧床患者每 2 小时翻身、拍背 1 次。

6. 慎重给吞咽异常的患者经口喂食，以防误吸。

7. 病情许可的情况下，鼓励患者半卧位，并尽早下床活动。

8. 对外科胸腹部手术患者术前做好卫生宣教，训练正确的咳嗽、排痰方式。鼓励手术尤其胸部和上腹部手术后患者早期下床活动。

9. 指导患者正确咳嗽，必要时予以翻身、拍背，以利于痰液引流。

10. 对气管插管或切开患者，吸痰时应严格执行无菌操作。吸痰前、后，医务人员必须遵循手卫生规范。

11. 气管内导管采取高压蒸汽灭菌，定时更换。

12. 注意患者口腔卫生，实施正确的口腔护理，建议用氯己定漱口或口腔冲洗，每 2 ~ 6 小时 1 次。

13. 做吸入治疗的雾化器，不同患者之间或同一患者使用超过 24h，要进行灭菌或高水平消毒处理，雾化液必须无菌。

14. 如无禁忌证，应将床头抬高 30° ~ 45°，以减少胃液反流和误吸的发生。

15. 严格掌握气管插管或切开适应证，优先考虑无创通气。

16. 呼吸机螺纹管每周更换 1 次，有明显分泌物污染时及时更换；湿化器添加水可使用新制备的灭菌水，每天更换。

17. 冷凝器应始终保持在最低位，冷凝水应作为污水及时倾倒，不可使冷凝水流向患者气道。

18. 对于人工气道/机械通气患者，每天评估是否可以撤机和拔管，尽量减少机械通气和插管天数。

19. 尽可能减少或消除口、咽部和胃肠病原菌的定植和吸入。

20. 减少经手传播造成的交叉感染：医护人员在接触血液、体液、分泌物、排泄物及被上述污染的物品后，要戴一次性手套，脱手套后要洗手；接触人体从污染部位到清洁部位时，或接触另一患者前要洗手或快速手消毒；洗手严格按七步法用肥皂或洗手液加流动水清洗。

21. 一次性吸痰管严禁重复使用。

22. 患者用的吸氧装置等要一用一消毒，湿化液应为无菌水，每日更换。

23. 尽量使用一次性气管插管；在病情允许情况下尽可能早地拔除气管内插管；在拔插管或解除气囊前，需将插管气囊以上的气管分泌物清除干净。

24. 使用雾化吸入器，采用无菌溶液；超声雾化器中使用的无菌药液仅限同一患者使用，每次喷雾后需对喷雾器消毒，无菌水冲洗，干燥保存；不同患者使用同一雾化器前，需对雾化器进行高效消毒剂消毒。

25. 严格按卫健委《内镜清洗消毒技术操作规范》清洗、消毒气管镜。

26. 对使用机械性通气的患者，脑外科、腹部外科、心血管外科术后等具有高危感染院内肺炎的患者进行监控。

27. 严格执行无菌操作规程和消毒隔离制度。

（十六）泌尿道疾病医院感染的预防与控制制度

1. 严格导尿指征。只有当患者病情需要时才放置导尿管，根据需要决定留置时间。

2. 在导尿和留置期间的护理操作前后均应洗手。

3. 在导尿过程中必须严格执行无菌操作规程。使用无菌导尿管和闭合式无菌集尿系统。根据年龄、性别、尿道情况选择合适的导尿管。

4. 每天评价留置导管的必要性，尽早拔除导管。减少导尿管留置时间，每天要检查导尿管有无移位，导尿管是否通畅，集尿系统有无破损、漏尿；如果导尿管不慎脱落或导尿管密闭系统被破坏，需要更换导尿管。

5. 加强集尿系统的管理，保持集尿系统闭合，尽可能减少、缩短导尿管和集尿袋的操作频率和时间；患者洗澡或擦身时要注意对导管的保护，不要把导管浸入水中。

6. 集尿袋需放置在低于患者耻骨联合的位置，并及时清空袋中尿液，保持尿液从上往下的重力引流，保证导尿管无阻塞、尿液不反流；排空集尿袋时应使用患者各自的专用容器，分离导尿管—引流管连接处前应先进行消毒。

7. 留取尿标本时，不应打开集尿系统，以无菌方法从导尿管留取尿液，以保持集尿系统的密闭性，尽量减少尿液监测频率。

8. 预防尿路感染：不主张常规使用抗生素，不主张常规在尿道口使用抗生素软膏；发现患者有尿路感染征兆时，应在使用抗生素治疗之前就先更换导尿管。

9. 保持导尿管通畅：导尿管和引流管均应避免扭结；尽可能避免冲洗，如果导尿管出现阻塞，可通过反复冲洗保持通畅，如果导尿管本身是造成阻塞的原因如凝结物的生成，应及时更换；不主张常规膀胱冲洗和频繁更换导尿管。

10. 做好会阴部及尿道口的清洁、消毒及皮肤护理：插管后，用碘伏消毒尿道口周围皮肤黏膜，每日2次，每周更换尿袋2次。

11. 插管患者的空间隔离，为减少交叉感染发生的机会，感染患者和非感染患者不应住同一房间。

12. 加强医务人员的在职培训。

（十七）导管相关血流感染的预防与控制制度

1. 质量控制和持续培训，留置导管的过程中，实施标准化的插管操作及护理操作；对血管插管的医生和护理血管导管的护士进行相关教育和培训，内容包括：留置血管内导管的适应证、规范的插管操作、规范的护理操作、预防导管相关感染的措施等。

2. 对患者进行全面评估，认真选择穿刺点，以减少静脉炎和感染。

3. 严格无菌操作，认真落实手卫生制度。穿刺和护理前，仔细洗手或手消毒，操作时戴口罩、帽子、无菌手套，穿刺点皮肤要严密消毒，严格执行无菌操作规程。

4. 认真做好穿刺点敷料的护理：若为无菌纱布，每 2 日更换 1 次；若为专用贴膜，据说明要求更换，一般每周更换 1 次；敷料出现潮湿、松动或者有污物时应该及时更换。

5. 做好导管的护理。对无菌操作不严的紧急置管，应在 48 小时内更换导管，选择另一穿刺点；中心静脉导管：通常置管不超过 30 日为宜。如果穿刺点出现化脓提示感染时，立即拔除。当患者出现菌血症但感染源不太可能是静脉导管时，不要常规地拔除导管。如果怀疑患者存在导管相关感染，可以通过导丝更换导管；尽量缩短置管天数。

6. 输液装置与药液：一般情况下输注装置更换不超过 72 小时，当输注促进微生物生长的液体如脂类和血制品时，则应缩短更换时间，不超过 24 小时更换。

7. 透析患者最好进行血管造瘘或者血管移植，透析用的导管，不要用于其他操作。

8. 病原学检查：根据血培养的操作规范积极送检血培养。

9. 预防感染用药：穿刺前和留置血管内导管过程中，不要常规全身使用抗生素来预防。

（十八）手术相关医院感染的预防与控制制度

1. 患者在住院前应尽量完成术前各项检查，治疗基础疾病，如肥胖、糖尿病、低蛋白血症等，能治愈或减轻的疾病，应尽量在院外了以纠正。

2. 手术前尽可能治愈其他部位感染，并限制使用皮质类固醇。

3. 尽量缩短等待手术时间。

4. 做好患者手术前清洁和皮肤准备，洗澡更衣。如需去除毛发，应在剃毛后立即或在短时间内进行手术，去除方法最好采用剪毛或使用脱毛剂。

5. 加强手术室环境卫生学管理，有呼吸道、胃肠道和皮肤感染的人员不得进入手术室。

6. 控制手术间人数，减少人员走动，不说与手术无关的话。

7. 手术操作人员按规定更衣、戴帽子、戴口罩，帽子要将头发完全包住。认真刷手、戴无菌手套。无论手术大小，严禁不刷手直接戴无菌手套手术。

8. 改进手术技巧，操作尽量轻柔，减少组织损伤，严格止血、缝合严密、不留死腔。

9. 尽量缩短手术持续时间。

10. 加强病房环境卫生学管理，减少陪住人数，严格探视制度。

11. 换药最好在换药室进行，若在病房换药时应停止其他护理操作，换药前应洗手、戴手套，严格无菌操作。

12. 根据手术部位、手术污染程度、手术持续时间等因素采用围术期预防性使用抗生素。

1）术前 30 分钟至 2 小时使用抗生素，在手术中组织暴露时，血药浓度达最高峰。

2）根据手术切口类别预防性使用抗生素。

Ⅰ类切口：手术时间短者，可不用抗生素，若手术时间超过 3 小时，应根据药物半衰期，术中追加 1 次用药，术后用药一般不超过 24 小时，特殊情况可延至 48 小时。

Ⅱ类切口：术前与术中用药同Ⅰ类切口，术后72小时内可重复使用。

Ⅲ类切口：从围术期开始按照治疗性用药原则使用抗生素。

13. 改善患者营养状态，调节水、电解质及酸碱平衡。

（十九）皮肤软组织医院感染的预防与控制制度

1. 保护皮肤的屏障功能，对皮肤屏障功能障碍者，尽量避免不必要的创伤性检查和治疗；护理时避免推拉动作；擦洗后外用保湿润肤剂；积极治疗原发皮肤病，防止长期应用超强度糖皮质激素。

2. 提高机体的抵抗力，积极治疗基础疾病，如糖尿病应及早控制；对反复发生皮肤葡萄球菌感染者，可酌情应用免疫增强剂。

3. 合理选用抗生素，无菌手术或皮肤功能障碍的患者，不主张常规应用抗生素预防，但在手术创面大或发生皮肤感染的机会增加时，可酌情使用，以外用药为主，减少抗生素应用，防止发生耐药性。

（二十）消化系统疾病医院感染的预防与控制制度

1. 严格洗手，洗手是控制胃肠道感染最简单、最重要的措施，护理患者前后，尤其是接触食物前、处理排泄物后必须认真洗手。

2. 严格器具消毒和保管，患者使用的餐具一律由配餐员收回、清洗、消毒、保管。严禁放在卫生间及其他位置。饮食餐具、鼻饲器具一用一消毒，一次性物品严禁重复使用。

3. 医院食物从采购、保存、烹调、运送、分发各个环节要符合食品卫生标准，防止细菌污染。定期对营养室工作人员、配餐员进行健康检查与食品卫生培训。

4. 住院患者统一配餐，避免外来饮食，严格食品管理，以免造成医院感染的发生。

5. 发生胃肠道感染患者，根据其传染性确定是否隔离，做好消毒处理，切断传播途径。必要时转感染性疾病科或传染病医院治疗。

6. 合理使用抗生素，加强用药过程中的监测，对不良反应等要综合考虑，防止菌群失调和发生抗生素相关性腹泻。

7. 消除相关危险因素，严重基础疾病患者及老年患者，因胃肠道操作和不合理用药会改变胃肠张力和内环境而增加发病危险性，在处理这些患者时，应尽量减少和避免相关危险因素。

8. 遵守操作规程，胃肠道的操作应尽量采取无菌操作，减少不必要的污染。

9. 改善患者营养状态，调节水、电解质及酸碱平衡。

10. 保护易感人群，婴幼儿、老年、长期卧床等患者免疫功能差，容易患胃肠道感染，应加强对这些患者的保护，积极治疗原发病，提高患者免疫功能。

（二十一）医院感染多重耐药菌管理制度

1. 监测范围

监测范围，包括耐甲氧西林金黄色葡萄球菌（MRSA）、耐万古霉素肠球菌（VRE）、产超广谱β-内酰胺酶（ESBLs）的细菌、多重耐药的鲍曼不动杆菌等。微生物实验室应根据监测结果指导临床对多重耐药菌医院感染的控制工作。

2. 报告及流行病学调查

为全面掌握导致耐药菌株感染的发病原因及流行特点，预防医院感染事件的发生，临床发现耐药菌株病例后应及时报告医院感染管理科，医院感染管理科根据情况进行督导及处理。具体步骤如下：

1）微生物室发现 MRSA、VRE、产 ESBLs 的细菌、多重耐药的鲍曼不动杆菌等多重耐药菌株时，应立即电话通知主管医生，同时报告医院感染管理科。

2）医院感染管理科在接到报告后，立即到达现场，进行消毒隔离及防护措施指导，同时反馈多重耐药菌耐药性监测结果意见反馈单，加强院内交叉感染的防控。

3）分管医生应立即向科主任及护士长报告，由科主任及护士长通知全体医护人员，做到人人知晓。

4）在医院感染管理科的指导下实施单间隔离，无条件时实施床旁隔离。在床头牌、患者一览表粘贴消毒隔离提示标志。

5）多重耐药菌感染患者如需手术，应在手术通知单及麻醉通知单上标注"多重耐药菌感染"字样，提前一日通知手术室，并在指定手术间实施手术，术后严格消毒。

6）做好工作人员及家属的健康宣教，严格按照流程处置。

3. 其他耐药菌管理

根据细菌培养情况，除上述耐药菌外，耐甲氧西林表皮葡萄球菌（MRSE）、克雷伯菌、多重耐药的铜绿假单胞菌、嗜麦芽窄食单胞菌等可参照上述规定执行。

4. 预防控制措施

针对院内多重耐药菌感染日益加重的情况，在暴发流行时，首位工作是防范、控制暴发流行，而不是被动地治疗患者，应从医疗、护理、临床检验、感染控制等多学科的角度，采取有效措施，预防和控制多重耐药菌的传播，保护患者及医务人员的安全。

主要防范措施如下：

1）各科室应高度重视医院感染的预防与控制，认真贯彻实施《医院感染管理办法》及《消毒隔离措施》的相关规定。

2）加强对 MRSA、VRE、产 ESBLs 的细菌等多重耐药菌的监测。根据监测结果，指导临床抗生素的合理应用，正确、合理地实施抗生素的给药方案，严格执行抗生素临床应用的基本原则，减少或延缓多重耐药菌的产生，做好多重耐药菌的医院感染控制工作。

3）加强医务人员的手卫生。医务人员在对患者实施诊疗护理过程中，应当严格遵循手卫生规范。医务人员在直接接触患者前后、对患者实施诊疗护理操作前后、接触患者体液或者分泌物后、摘掉手套后、接触患者使用过的物品后及从患者的污染部位转到清洁部位实施操作时，都应当实施手卫生措施。手上有明显污染时，应当洗手；无明显污染时，可以使用速干手消毒剂进行手部消毒。医护人员在处理每例患者前都要消毒，如果工作太忙，洗手不方便，可以采用合理的消毒液（如速干手消毒剂）擦手消毒来切断患者之间的传播。治疗病原菌而不是污染菌或定植菌，隔离病原菌而不是隔离患者，发生病原菌传播的根源不在患者而在医务人员。医务人员不要将一例患者的病原菌带给另一例患者，而是采用消毒液擦手的方式几秒内杀灭各种细菌包括耐药菌，从而切断耐药菌在医院和病室内的传播。

4）严格实施消毒隔离措施。医务人员应采取"标准预防"措施做好防护，对多重耐药菌感染（MRSA、VRE 等）患者和定植患者实施隔离措施，首选单间隔离，也可以将同类多重耐药菌感染患者或者定植患者安置在同一房间。不能将多重耐药菌感染或定植患者与气管插管、深静脉留置管、有开放伤口或者免疫功能抑制患者安置在同一房间。

5）医务人员接触多重耐药菌感染患者或者定植患者的伤口、溃烂面、黏膜、血液和体液、引流液、分泌物、痰液、粪便时，应当戴手套，必要时使用隔离衣。完成对多重耐药菌感染或定植患者的诊疗护理操作后，必须及时脱去手套和隔离衣。

6）切实遵守无菌操作规程。尤其是实施中心静脉置管、气管切开、气管插管、留置导尿管、放置引流管等操作时，应当避免污染，减少感染的危险因素。

7）加强环境卫生管理。各相关科室应加强诊疗环境的卫生管理，对收治多重耐药菌感染患者和定植菌患者的病房，应当使用专用的拖布和抹布进行清洁和擦拭消毒；加强空气消毒，每日 2 次。出现或者疑似有多重耐药菌感染暴发时，应当增加清洁和消毒频次。

8）严格医院内感染及耐药菌感染病例的报告。对确诊的院内感染病例，确诊科室要完整填写报告卡 24 小时内报告至感染管理科；标本培养为泛耐药菌感染的病例，检验科接到培养报告单的同时立即反馈科室并报告感染管理科；当发生多重耐药菌感染暴发时，应当按照《医院感染管理办法》的规定立即进行报告，杜绝瞒报、迟报的发生。

（二十二）细菌耐药监控管理制度

1. 临床医生在感染治疗过程中，要按照《抗菌药物临床应用指导原则》要求，做病原学检查及药敏试验，标本送检率不低于30％；限制性抗生素应用标本送检率不低于50％；特殊用药标本送检率不低于80％。

2. 尽量在抗生素使用前采集标本。

3. 采集应严格执行无菌操作，减少或避免机体正常菌群及其他杂菌污染。

4. 采集后立即送至实验室，保证标本的质量。

5. 标本容器须经灭菌处理，但不得使用消毒剂。

6. 加强临床标本留取的质量，医护人员要认真指导、督促患者正确留取和采集标本。

7. 送检标本应注明来源和检验目的，使实验室能正确选用相应的培养基和适宜的培养环境，必要时应注明选用何种抗生素。

8. 细菌室根据临床需要做病原学检查、药敏试验，并负责药敏试验结果数据的保管、统计。细菌室对于培养出的特殊细菌、耐药菌要及时反馈给临床科室并报告管理部门。

9. 检验科每月统计细菌培养结果，及时上报感染管理科，感染管理科汇总细菌培养监测的情况，及时反馈给临床科室。

10. 各临床科室要根据细菌耐药信息，调整相关治疗方案，合理使用抗生素，不断提高医疗质量，降低医疗费用，更好地为人民健康服务。

11. 医院药事管理及抗生素合理应用领导小组根据细菌耐药情况对相关抗生素品种进行重点监控，必要时对医院用药采购目录进行调整，保证患者用药安全、有效、经济。

（二十三）治疗室、换药室、注射室感染管理制度

1. 严格执行《医院感染管理办法》《消毒技术规范》的有关规定，做好消毒隔离工作。

2. 医护人员进入室内应衣帽整洁，严格执行无菌操作规程。

3. 无菌物品必须一人一用一灭菌。

4. 室内设有流动水洗手设施，认真落实手卫生规范。

5. 抽出的药液、开启的静脉输入液体须注明时间，超过 2 小时不得使用，启封的各种溶媒冰箱保存超过 24 小时不得使用。按要求做好室内消毒液的浓度监测，并登记。

6. 常用无菌敷料罐应每日更换并灭菌，置于无菌储槽中的灭菌物品（棉球、纱布等）一经打开，使用时间最长不超过 24 小时，提倡使用小包装；盛消毒液的容器按要求更换并灭菌。

7. 治疗车上的物品应排放有序，上层为清洁区，下层为污染区，进入病室的治疗车应配有快速手消毒剂，以便消毒双手。

8. 各种治疗、护理及换药操作应按清洁伤口、感染伤口、隔离伤口依次进行，炭疽、气性坏疽、破伤风等应就地严格隔离，处理后进行严格终末消毒。感染性敷料应放在黄色防渗漏的双层污物袋内，及时返回医疗垃圾暂存间，污物桶定时清洁消毒。

9. 坚持每日清洁地面，湿式清扫，桌面用 500 mg/L 含氯消毒液擦拭。

10. 每日对房间进行紫外照射消毒 2 次，按要求做好紫外线灯管维护和强度监测，并记录。

11. 每月对空气、物体表面、无菌物品、消毒液进行 1 次细菌培养，有据可查。

（二十四）病房医院感染管理制度

1. 每个病区要成立临床医院感染管理小组，根据医院感染管理各项规章制度制定本病区的医院感染监测措施和消毒隔离制度。

2. 在医院感染管理科的指导下开展预防医院感染的各项监测，高度警惕病房耐药菌的发生，建立本病区医院感染病例登记本，按要求报告医院感染发病情况，对监测发现的各种感染因素和耐药菌要采取有效控制措施，出现医院感染暴发流行时应及时向医院感染管理科报告。

3. 病房环境要整洁，空气新鲜、无异味，根据季节温度不同，定时开窗通风，净化空气。病区治疗室、换药室紫外线照射每日 1 次，每次 >30 分钟，每周用无水乙醇擦拭灯管一次；循环风消毒定时开机，做好记录。

4. 患者的安置应实施标准预防原则，根据疾病的传播途径采取相应的隔离措施，感染患者与非感染患者分开，同类感染患者相对集中，特殊感染患者单独安置。

5. 病室、治疗室、走廊、卫生间的拖把要分开使用，有专用标记，定期消毒、保持悬挂晾干。病房地面要湿式清扫，被血液、体液、呕吐物、排泄物、分泌物污染的地面要用 1 000 ~ 2 000 mg/L 含氯消毒液作用 30 分钟后擦拭。治疗室、换药室、注射室每

日用 500 mg/L 含氯消毒液拖地。用后拖把清洗悬挂晾干，定期用 500 mg/L 含氯消毒液浸泡 30 分钟，干燥保存。

6. 病区桌子、椅子、凳子、床头柜、病历夹、门把手、水龙头、门窗，用清洁的湿抹布每日擦拭，一桌一抹布，当表面受到病原菌的污染时用 500 mg/L 含氯消毒液擦拭，用后抹布用 500 mg/L 含氯消毒液浸泡 30 分钟，悬挂晾干，干燥保存。病床每天要湿式清扫，一床一套。患者出院、转科或死亡后要及时对床单元进行终末消毒处理。

7. 患者衣裤、床单、被套、枕套，每周更换 1~2 次，被血液、体液污染时，及时更换；被褥、枕芯、床垫要定期消毒清洗。禁止在病房、走廊清点被服。

8. 加强各类监护仪器设备、卫生材料等的清洁与消毒管理。患者用的一次性吸氧装置、雾化吸入器、氧气湿化瓶、呼吸机面罩、管路等要严格一次使用，用后按医疗废物处置，特殊需要时应一人一用，严格消毒后应用。呼吸机螺旋管、湿化器、接头、活瓣通气阀等可拆除部分应定期更换消毒。湿化液应为无菌水，每日更换。

9. 弯盘、治疗盘、药杯、体温计等用后应立即消毒处理。血压计袖带每日采用紫外线照射消毒，并定期清洗消毒；特殊感染性患者血压计固定应用，终末及时对袖带行浸泡消毒处置。保存消毒处理的记录。

10. 患者餐具、便器应固定使用，保持清洁，定期消毒。

11. 严格探视陪住制度，特别是疾病流行时要加强病房管理。

12. 医务人员应严格执行手卫生规范，诊疗时，每接触一个患者前后均应使用速干手消毒剂消毒双手，当手部有明显血渍、污渍污染时，应严格洗手，每次洗手时间不少于 15 秒，防止交叉感染发生；下班或离开病区应严格洗手，更换衣物。

13. 医疗废物处置符合有关规定，医疗废物与生活垃圾分类放置，医疗废物置黄色医疗废物专用袋内，外贴专用标签，填写好科室、分类等项目，专人运送，做好详细登记。

14. 对传染病患者及其用物按传染病管理的有关规定，采取相应的消毒隔离和处理措施，传染性引流液、体液等标本需消毒后排入下水道。

（二十五）门诊、急诊医院感染管理制度

1. 各科门诊医生、护士上岗时应衣帽整洁，严格执行日常清洁、消毒、隔离和感染管理的规章制度。

2. 门诊大厅应设置预检分诊处，充分发挥大厅分诊的作用。建立预检分诊制度，发现传染病患者或疑似传染病者，由医务人员引导至指定隔离诊室诊治，并及时消毒。

3. 每个诊桌应配备合格的速干手消毒剂，医务人员诊疗时，每接触一个患者前后均应使用速干手消毒剂消毒双手，当手部有明显血渍、污渍污染时，应严格洗手，每次洗手时间不少于 15 秒。

4. 每个诊室设置流动水洗手设施、洗手图，配备清洁剂、干手物品或者设施。

5. 体温计用 75% 乙醇或 500 mg/L 含氯消毒液浸泡 30 分钟，浸泡消毒后，清水冲净，擦干，清洁干燥保存备用。血压计袖带保持清洁，有污染时用 500 mg/L 含氯消毒液浸泡 30 分钟后再清洗干净，晾干备用。血压计外壳、听诊器可在清洁的基础上用 75% 乙醇擦拭消毒。

6. 消毒液均应注明开启日期,有效期内使用;速干手消毒剂每月更换 1 次,无菌蒸馏水每日更换 1 次。

7. 治疗盘每日清洁,有污染时用 500 mg/L 含氯消毒液擦拭,每周消毒 1 次;压脉带一人一用,及时应用 500 mg/L 含氯消毒液浸泡消毒 30 分钟后,清洗、晾干备用。

8. 室内通风每日 2 次,每次 30 分钟,温度允许时持续开窗通风,保持空气流通。

9. 诊室、治疗室、走廊、卫生间的拖把要分别使用,有专用标记,地面要湿式清扫,被血液、体液、呕吐物、排泄物、分泌物污染的地面要用 1 000 ~ 2 000 mg/L 含氯消毒液作用 30 分钟后擦拭。治疗室、换药室、注射室每日用 500 mg/L 含氯消毒液拖地,用后拖把清洗悬挂晾干,定期用 500 mg/L 含氯消毒液浸泡 30 分钟,干燥保存。

10. 诊室桌子、椅子、凳子、门把手、水龙头、门窗,用清洁的湿抹布每日擦拭,一桌一抹布,当这些物体表面受到病原菌的污染时用含 500 mg/L 含氯消毒液擦拭,被肝炎病毒污染时用 1 000 ~ 2 000 mg/L 的含氯消毒液擦拭。用后抹布用 500 mg/L 含氯消毒液浸泡 30 分钟,悬挂晾干,干燥保存。

11. 医疗废物处置符合有关规定,与生活垃圾分类放置,置黄色医疗废物专用袋内,外贴专用标签,填写好科室、分类等项目,专人运送,做好详细登记。

12. 下班或离开工作区应认真洗手,更换衣物。

(二十六)外科重症监护室医院感染管理制度

1. 遵守医院消毒灭菌隔离制度和病房医院感染管理制度。

2. 布局合理,分治疗区和监护区。治疗区、监护区内设流动水洗手设施;保持环境清洁,湿式清扫,抹布、拖布分区使用,标志清楚;每日进行空气消毒。

3. 感染患者与非感染患者分开安置,特殊感染患者单独安置。诊疗护理活动应采取相应的隔离措施,控制交叉感染。

4. 工作人员进入外科重症监护室要穿专用工作服、换鞋、戴帽子、戴口罩、洗手;严格探视制度,限制探视人数,探视者应穿探视衣、换鞋、戴帽子、戴口罩入内,与患者接触前要洗手;患有感染性疾病者不得进入。

5. 严格执行无菌操作规程,认真洗手或消毒,必要时戴手套。在处理不同患者或同一患者的不同部位前、后均需洗手或更换手套。

6. 血压计、听诊器等诊疗器械定期消毒,污染时随时消毒;各种导管、湿化瓶、吸氧面罩、吸引装置固定使用,每日更换并消毒;患者转出须彻底清洗消毒后方可给其他患者使用。

7. 室内地面、器具每日 2 次消毒液擦拭消毒,若有污染随时消毒;病室定时通风,紫外线照射消毒每日 1 次。

8. 患者转出后,加强床单位的终末消毒;各种抢救物品与监护仪器应进行表面清洗消毒,必要时经卫生学监测合格后方可收治患者。

9. 加强病室消毒设施的维护和监测工作,重症监护室内环境应保持清洁、卫生、无尘、无污染、空气净化符合标准要求,要有监测记录。环境卫生学监测每月 1 次,符合要求并保存监测资料。

10. 定期对患者分泌物、引流物等做细菌培养,发现或疑有感染时,应立即做好登记并采取防控措施，同时上报感染管理科。

11. 加强抗感染药物应用的管理，防止患者发生菌群失调；加强细菌耐药性的监测；对特殊感染或高度耐药菌感染的患者，严格消毒隔离措施。

12. 加强对各种监护仪器设备、卫生材料及患者用物的消毒与管理。

13. 医务人员离开工作区域时，应严格洗手、更换衣物。

（二十七）口腔科医院感染管理制度

1. 严格执行《消毒隔离技术规范》有关规定。

2. 保持室内清洁，每日操作结束后对治疗台及配套设施进行清洁、消毒，遇污染及时清洁、消毒。

3. 对每位患者操作前、后必须洗手或手消毒；戴手套操作时，每治疗一个患者更换一副手套并洗手或手消毒。操作时必须戴口罩、帽子，必要时戴防护镜。

4. 进入患者口腔内的所有诊疗器械，必须达到一人一用一消毒或灭菌。

5. 凡接触患者伤口、血液、破损黏膜或进入人体无菌组织的各类口腔诊疗器械（如牙科手机、车针、根管治疗器械、拔牙器械、手术治疗器械、牙周治疗器械、敷料等）使用前必须灭菌；接触患者完整黏膜、皮肤的口腔诊疗器械（如口镜、探针、牙科镊子、印模托盘、漱口杯等）使用前必须消毒。

6. 凡接触患者体液、血液的修复、正畸模型等物品，送技工室操作前必须消毒。

7. 器械清洗、消毒、灭菌应按照去污染—清洗—酶洗—精洗—消毒或灭菌的程序进行。

8. 器械清洗后根据消毒与灭菌的不同方式进行包装，并在包装外注明消毒日期、有效期；采用快速压力蒸汽灭菌器灭菌，可不封袋包装，裸露灭菌后存放于无菌容器中，一经打开使用，有效期不得超过4小时。

9. 采用包装方式进行压力蒸汽灭菌的，应进行工艺监测、化学监测和生物学监测；采用裸露方式进行压力蒸汽灭菌的，应当对每次灭菌进行工艺监测、化学监测，每月进行生物学监测。

10. 口腔诊疗过程中产生的医疗废物按医疗废物管理制度的有关规定进行处理。

11. 每月做好化学消毒剂、灭菌剂及环境卫生学监测，保存检测记录。

12. 污染、清洁、无菌物品分开存放，严禁一次性物品重复使用。

（二十八）手术室医院感染管理制度

1. 手术室布局合理，分污染区、清洁区、无菌区，区域间标志明确。手术室设无菌手术间、隔离手术间等，隔离手术间有醒目标志。

2. 手术室医护人员严格执行无菌操作规程和消毒隔离制度。进入手术室的人员要换鞋、穿专用工作服、戴帽子、戴口罩，手术人员去除首饰、项链，头发不得外露，手术人员拖鞋每日用消毒液浸泡；有严重呼吸道感染者不宜上手术台，工作人员外出必须更换衣服、鞋。

3. 手术前认真执行手卫生措施和外科手消毒规范，洗手刷和擦手毛巾应一人一用一灭菌；手术用具及物品必须一用一灭菌。

4. 手术期间尽量减少人员流动，严格限制手术室内人员数量，严禁无关人员入内。

污染手术及传染病患者手术禁止参观。减少开启通向走廊的门，严防污染空气进入。

5. 手术患者穿干净病号服，用接送患者的平车接送，平车定期消毒；车轮应每次清洁，车上物品保持清洁。接送隔离患者的平车应专车专用，用后严格消毒。

6. 手术器具及物品必须一用一灭菌，能使用压力蒸汽灭菌的应避免使用化学灭菌剂浸泡灭菌。备用刀片、剪刀等器具可采用小包装压力蒸汽灭菌。

7. 手术器具及物品使用后应先除污染，彻底清洗干净，再消毒灭菌，其中感染患者用过的医疗器材和物品，应先消毒处置，再彻底清洗干净，然后消毒灭菌。

8. 麻醉患者所用一次性导管及面罩严禁重复使用。麻醉用器具应定期清洁、消毒，接触患者的用品应一用一消毒。连续使用的氧气湿化瓶、雾化器、呼吸机管道（非一次性），必须每日消毒，用毕终末消毒，干燥保存；湿化液应用灭菌水。

9. 严格遵守一次性医疗用品的管理规定，一次性使用无菌医疗用品，拆除外包装后，方可移入无菌物品存放间。无菌间的环境符合规定要求。

10. 实施感染手术的手术间应当严格按照医院感染控制的要求进行清洁消毒处理。隔离患者手术通知单上应注明感染情况，严格隔离管理。术后器械及物品双消毒，标本按隔离要求处理，手术间严格终末消毒。

11. 严格执行卫生、消毒制度，手术间要湿式清洁，抹布、拖布专用；每24小时清洁消毒1次。连台手术要重新刷手、更换手术衣和手套，连台手术之间、当天手术全部完成后，应当对手术间及时进行清洁消毒处理。

12. 清洁工作必须采用湿式清扫并在净化空调系统运行中进行。手术间无影灯、手术床、器械车、壁柜表面及地面应在每天手术前、后用清水、消毒液各擦拭1次。每周进行彻底清扫1次，每月再进行卫生大扫除1次。使用的清洁工具不宜用掉纤维的织物材料制作。设备、物品进入洁净手术间前，应安装完毕、擦拭干净。

13. 每月对手术间及无菌间的空气、物体表面、手术人员手、无菌物品进行细菌培养，留存监测资料。

14. 加强空气净化系统管理，每日手术结束后对排风口外表面清洁擦拭，每周对排风口过滤网清洁1次，新风口初效过滤网每2周清洁1次，中效过滤网每月清洗1次，据情对中效、高效过滤网进行更换，并记录。

15. 按要求对医疗废物进行分类、收集处置，登记齐全。

（王卫华）

第七节 消毒供应中心的管理

一、消毒供应中心的布局及设置

消毒供应中心是负责对医院各科室常用无菌器材供应工作的重点科室，并承担各种污染医疗器械的回收、洗涤、包装、灭菌、保管和发放工作。这些工作直接保证了医疗、教学、科研的需要，对防止医院感染更有其重大意义。

医院是各种病原微生物比较多的地方，除有传染性疾病患者的各种分泌物、排泄物和日常用品带有病原微生物外，各项检查、治疗、各种医疗器械和物品，亦可将病原微生物播散，尤其是消毒供应中心回收的物品，几乎都会带一些病原微生物。如不做好消毒灭菌工作，势必造成在医疗护理过程中各类交叉感染事故，因此，做好消毒供应工作，是提高医疗质量，防止医院感染的重要环节，每个医院必须高度重视。

消毒供应中心是医院无菌器材的供应部门，要求周围环境清洁，无污染源，其新建、扩建和改建，应以提高工作效率和保证工作质量为前提。位置应设在远离污染源而与临床科室邻近的相对独立区域，便于组织内部工作流水线，避免外人干扰。室内必须保证光线充足，通气良好，干燥。建筑设施符合卫生学要求，有冷、热水供应。地面以水泥地或水磨石为宜，应有污水排放设施及净化装置。

消毒供应中心必须遵照由污到净的工作流程，划分出污染区、清洁区、无菌区，路线必须采取强制通行，而不准逆行以避免交叉污染。

完善的消毒供应中心设有污物回收室、器械室、洗涤室、包装室、清洗室、敷料室、手套室、未消毒物品存放室、消毒灭菌室、监测室、无菌物品存放室、无菌物品发放室、办公室、储存室、更衣室、卫生间，卫健委下发的《医院消毒供应室验收标准（试行）》中的基本设备要求如下：

（一）各洗涤间

各洗涤间应设有冷、热水管，水源必须经过净化过滤系统，水池数量够用，池下均设封闭式地漏，多头冲洗咬管喷头，揉搓胶管搓板，各种浸泡装置，各种塑料盆，洗涤工具和储存洗涤物品设备，真空泵蒸馏水蒸馏器一套，耐酸缸，电煮沸消毒锅，三用磨针头机，双缸家用洗衣机等。如有条件时可设超声波清洗机或电动注射器清洗机。

（二）包装间

包装间应有干燥箱、玻璃器械柜、大方搪瓷盘若干、带盖搪瓷消毒盘若干、带孔铝制饭盒若干与操作台等。

（三）敷料室

敷料室应有电动剪刀、棉球机、各类储槽、大操作台、存放成品敷料柜与吸尘器等。必要时设棉棍机。

（四）手套制作间

手套制作间应有手套扑粉箱、晾手套支架。

（五）灭菌室

灭菌室设有高压灭菌柜（卧式下排气式）、送物车、电风扇、照明用防爆灯、放置物品柜两个以上。有条件者可购置脉动预真空高压灭菌柜。

（六）无菌物品存放间

无菌物品存放间设壁橱或立橱数个（存放层应距地面 1 m 以上），流动紫外线灯等。

（七）监测室

监测室设有干燥箱、恒温箱、空气净化操作台、紫外线灯、各种吸管试管等。

（八）防护用品

备有防酸衣、防护眼镜、防酸手套、胶鞋、橡皮围裙、酸缸下铺设防酸板（防腐蚀地面）等。

（九）其他设备

如收送车、喷雾消毒器、更衣柜、鞋架及办公用桌、椅、值班床等。

（十）人员管理

1. 消毒供应中心

消毒供应中心各区工作人员应相对固定，去污区人员不应随意进入其他区域。工作人员应掌握标准预防的原则，经缓冲间进入各区域应更衣、换鞋、洗手，进入去污区工作人员还应按标准正确戴手套、护目镜，穿防水围裙或隔离衣、专用鞋。

2. 知识和技能要求

消毒供应中心工作人员应接受相应的岗位培训，熟悉各类器械、器具和物品的性能、材质、用途；正确掌握各类诊疗器械、器具与物品的清洗、消毒、灭菌的操作规程；掌握职业安全防护原则和方法；掌握医院感染与控制的相关知识等。灭菌员应经过专业培训合格后持证上岗，应掌握各类灭菌操作程序、灭菌参数、灭菌器装载等标准，并随时监测灭菌过程中的状况，保证灭菌的效果。

二、消毒供应中心的工作内容

消毒供应中心是医院各种病菌污染物最集中的场所，同时又是各种无菌物品的供应基地，所供物品的灭菌质量关系到每一名患者的诊治，是最容易造成医院感染的媒介之一。因此，消毒供应中心是控制医院感染的关键部门，它除了承担全院各项工作所需的器械、用具等供应任务外，还集中了物品的回收、清洗、消毒、灭菌、保管、发放等任务。从现代感染控制的角度看，它是医院的心脏。

（一）物品回收、初步处理

消毒供应中心固定专人、专车回收医院各部门的用品。回收后的物品初步处理分三类：①送物车回本中心后先行清洗、消毒，然后送入专用存放间备用；②送出本中心或各科室未使用的器械包等物品，不可再放回无菌间，应重新灭菌处理；③病房使用后的污染物品，在固定专用的房间内拆包、分类，并选用适宜有效的方法浸泡消毒，然后送入洗涤室。

（二）物品洗涤

进入人体无菌组织或腔隙的各种诊疗器械，使用后会附着大量的有机物，这些有机物若不彻底清洗干净，可在器械表面形成生物被膜，将微生物包裹其中，阻止消毒灭菌因子的穿透，引起灭菌失败。物品洗涤应分类进行，洗涤过程包括去污、去热源、去洗涤剂、清洗4个环节。每一步均要认真操作，达到要求。要求玻璃类物品光亮透明、不挂水珠、无划痕；金属器械光亮清洁、无锈、无污、无血迹；橡胶类表面光滑、管腔通畅、弹性良好。

（三）灭菌

灭菌是消毒供应中心工作的重点，消毒员要严守操作规程，每日灭菌前对灭菌器进行常规检查和卫生清洁。根据各类待灭菌物品的特点和灭菌要求选用不同的灭菌方法，一般治疗包、金属器械、敷料首选压力蒸汽灭菌，油剂、粉剂、膏剂采用干热灭菌，不耐热的物品如介入导管、内镜、精密仪器、植入物等选用环氧乙烷气体灭菌。各类物品灭菌合格率应达 100%。

（四）无菌物品的储存和发放

灭菌物品需摆放在距地面 20 cm、距天花板 50 cm、距墙壁超过 5 cm 的储物架上，储物架应每日擦拭。无菌物品存放间应每日湿式清扫，室内空气按规定消毒。工作人员每日检查无菌物品的有效期，存放有序。无菌室的物品应由专人发放。

（五）一次性使用物品的管理

一定严把采购、使用和回收消毒处理三个环节质量关，并认真包装各标志及省级以上卫生部门颁发的"生产许可证""卫生许可证""产品准销证"，对每批号输液器、注射器、头皮针等按卫生部门规定抽样热源检测，合格后方可进行发放。使用过的一次性器具要严格实行以旧换新制度，认真清点，高效消毒剂浸泡消毒后分类进行毁形处理，达到无害化。

（姜青）

第八节　手术室的管理

一、手术室布局与环境

（一）普通手术室

手术室的建筑，以"工"字形为宜，位置应设在清洁和安静条件较好的部位和楼层，如医院建筑的顶层或单独一翼，有垂直及水平交通，并与各手术科室、血库、病理室、化验室、放射科相毗邻，以便联系。手术室应设有供水、供电、供氧及吸引系统。隔音、空气净化、温湿度及冷暖调节装置。室温应保持在 22～25℃，相对湿度为 45%～50%。手术间的数量应根据医院性质、规模和任务量而定。可设集中手术间和分散型的各科手术间及隔离手术间。手术间的面积一般为 36～48 m²。小手术间为 24～30 m²。手术间以朝北方向为宜，如为朝南方向可采用有色玻璃窗，以避免光线直射影响手术视野。手术室应设较宽的出入口，自动控制，双轴弹簧门或踏式感应自动开关门，窗户口宽大，装有双层磨砂玻璃，地面以水磨石等便于清洁的材料制成，并须设排水孔，墙壁可用淡绿色瓷砖砌成钝角便于刷洗。走廊宽度为 2.2～2.5 m，教学医院可在手术台的上方设电视和录像系统，另设放像室以供学生观看手术操作。手术室还设有附属间，按清洁无菌原则可分为无菌区包括洗手间、手术间、无菌储藏间、煮沸间及清洁间；相对无菌区包括器械间、敷料间、洗涤间、消毒间、麻醉准备间、麻醉恢复间及麻醉器械间；非无菌区（清洁区）包括值班室、办公室、更衣室、淋浴室、贮藏间、杂物间、放像室及示教室。

1. 手术间

手术间分为无菌手术间、相对无菌手术间、有菌手术间。无菌手术间供各科无菌手术用，设在最不受干扰处；相对无菌手术间供胃肠等手术用；有菌手术间供感染隔离手术用。手术间布置应力求简洁。家具应用坚固耐湿的材料制成，以便清洁及消毒。各种物品应有固定放置地点，术中备用物品各间统一固定位置放于壁柜内。手术间的基本配备有万能手术台、麻醉台、升降托盘、器械台、药柜、敷料架、脚凳、聚光灯、无影灯、吸引器、中心供氧设备、污敷料桶、时钟、阅片灯等。现代手术间要求有层流式无菌手术间，使手术间空气通过高效过滤消除尘粒和细菌，气流从一侧墙壁吹出，由对侧吸入，呈水平层流，此装置多用于开展无菌手术，如器官移植、心胸手术等。

2. 消毒间

消毒间设高压灭菌锅和煮沸灭菌设备。室内设排气孔道，要求用机械通风。

3. 器械间

器械间设玻璃柜，放置各种手术器械。

4. 无菌储藏间

无菌储藏间储藏各种已灭菌的手术包等。

5. 洗涤间

洗涤间设洗手池，干燥箱，污水和污敷料处理池，并应设有污敷料的投送管道。

6. 杂物间

杂物间存放平车、输液架等物品。

7. 麻醉准备间

麻醉准备间是先给患者进行麻醉诱导，再进入手术间，以缩短两个连台手术的等待时间，也减轻患者对手术间的恐惧。

8. 麻醉恢复间

麻醉恢复间由麻醉医生和护理人员管理，备有必要的仪器设备和急救药品，观察护理全麻术后患者，待完全清醒后送回病室。

（二）洁净手术室

洁净手术室是指采用一定的空气洁净措施，使手术室内的细菌数控制在一定范围和空气洁净度达到一定级别。建设洁净手术室是当代医院发展的必然趋势，也是现代化医院的重要标志之一。

1. 洁净手术室的净化标准

空气洁净的程度是以含尘浓度衡量。含尘浓度越低洁净度越高，反之则越低（表4-2）。

表4-2 洁净手术室的等级标准

等级	用途	静态空气洁净度级别		浮游菌浓度（菌落/m³）	沉降菌（φ90 mm, 30分钟）（菌落/皿）
		级别	≥0.5 μm 微粒数（粒/m³）		
I	特别洁净手术室	100	≤3 500	≤5	≤1
II	标准洁净手术室	1 000	≤3.5 万	≤25	≤1
		1 万	≤35 万	≤75	≤2
III	一般洁净手术室	10 万	≤350 万	≤150	≤4
IV	洁净手术室和辅助用房	30 万	≤1 050 万	≤175	≤5

2. 洁净手术室的空气净化技术

洁净手术室的净化系统主要由空气处理器，初、中、高效过滤器，加压风机，空气加温器，回风口及送风口等组成。目前采取的净化措施是在空调技术上采用超净化装置自动调节。手术室的空气净化技术是通过初、中和高效三级过滤控制室内尘埃含量。通过采用不同气流方式（乱流、水平层流和垂直层流）和换气次数（中国标准是，万级：25 次/小时，十万级：15 次/小时）可使空气达到一定级别的净化。

1）乱流式气流：气流不平行、方向不单一和流速不均匀，而且有交叉回旋的气流；除尘率较差，适用于污染手术间和急诊手术间。

2）垂直层流：将高效过滤器装在手术室顶棚内，垂直向下送风，两侧墙下部回风。

3）水平层流：在一个送风面上布满过滤器，空气经高效过滤平行流经室内。

采用后两种层流方式的洁净室又称为单向流洁净室。恰当流速的层流能使手术室内的气流分布均匀，不产生涡流，并能将浮动在空气中的微粒和尘埃通过风口排出手术室，基本上制止了手术室内细菌传播的媒介。

洁净手术室应与辅助用房的净化空调系统分开设置，各洁净手术室宜采用独立设置的净化空调机组。

3. 手术室平面结构和分区

洁净手术室在手术室的平面结构上有尽端布置、侧面布置、核心布置、环形布置等形式。但一般分为3个区，即非限制区、半限制区、限制区。非限制区设在最外侧，包括办公室、会议室、标本室、污物室、资料室、电视教学室、值班室、更衣室、医护人员休息室、手术患者家属等候室等；半限制区在中间，包括器械间、敷料间、洗涤间、消毒灭菌间、手术间外走廊、麻醉恢复间、石膏间等；限制区在内侧，包括手术间、洗手间、手术间内走廊、无菌物品间、储药间、麻醉准备间等。为保持环境洁净，3个区必须严格区分或隔离。

4. 主要房间配置

主要房间配置包括手术间和附属工作间。手术间分3类：①无菌手术间，供心血管、甲状腺、疝修补、骨关节等无菌手术使用，设在限制区的最里侧；②相对无菌手术间，供可能污染的手术使用，如胃肠手术；③污染手术间，供感染手术使用，如阑尾穿孔的手术，设在限制区的最外侧。另可设置急诊清创手术室或严重感染手术室，安排在靠近外走廊处。

附属工作间包括器械清洗间、敷料准备间、灭菌间、器械间、刷手间、麻醉准备间、麻醉恢复间等，应分别安置在合理的位置上。

5. 室内设置要求

中心供氧、中心吸引、中心空气调节以及高效的层流式空气净化装置等是现代化大型手术室的必备条件，此外应有心电监护、移动式 C 臂 X 线机。闭路电视设备、电视录像装置、参观台以供教学、参观之用。为保证不因意外停电影响手术，还应有双电源或备用的供电装置。

二、手术室规章制度

手术室的工作任务一般由手术室、麻醉科、手术治疗科室以及各辅助科室密切配合，共同协作来完成。手术室的工作人员集中且流动量较大，工作繁重而又复杂。所以必须加强手术室的管理，建立健全各项规章制度，确保达到以下目的：①保证手术室无菌环境；②保证手术顺利进行，杜绝差错与事故；③保证重危患者及发生意外事故患者的抢救。

（一）工作人员进入规则

1. 应严格执行无菌技术，除参加手术的医务人员和有关人员外，其他人一律不准进入手术室（包括直系亲属）。患有呼吸道感染，面部、颈部、手部有创口或炎症者，不可进入手术室，更不能参加手术。

2. 凡进入手术室人员，必须按规定更换手术室衣、裤、口罩、帽子、鞋，并按规定着装，头发、口鼻必须遮盖。

3. 进入手术室应保持肃静，不可随意跑动或嬉闹，不可高声谈笑、喊叫，禁止吸烟，手术进行中人员尽量不从正门进出。

4. 必须外出时应更换外出衣和外出鞋，离室时应换下手术衣、裤、口罩、帽子、鞋，并放到指定地点。

5. 手术室工作人员应坚守工作岗位，不得擅离、接私人电话和会客，遇有特殊情况必须和护士长联系，把工作妥善安排后，方准离开。

（二）接送患者制度

1. 术前 30 分钟，按手术通知单到病区接患者，凡不能行走及已给予麻醉前用药者，用推车接送，重危患者由经治医生护送，注意保暖及安全。

2. 接患者时要严格五查对（对床号、对住院号、对姓名、对性别、对年龄），同时检查患者皮肤准备情况及术前医嘱执行情况，衣裤清洁，嘱患者解便后，携带病历、X线片等物进入手术室。患者贵重物品及假牙、发夹等一律不准带入手术室。

3. 患者进入手术室必须戴手术帽，送到指定手术间，并与护士清点带来物品；患者卧于手术台上，注意防止坠床；护士按病历卡核对患者的姓名、床号、住院号、手术部位、手术名称、血型，严防差错。

4. 急诊手术由医生通知手术室，按医嘱时间接患者入室，紧急时可在通知手术室后由病区直接将患者送入手术室。

（三）手术室参观制度

1. 参观人员最好安排在教学参观室观看闭路电视，如无条件应根据手术间的面积严格限定参观人数（40 m² 手术间不超过 6 人，25～30 m² 手术间不超过 4 人）。

2. 参观者必须经手术室护士长、主管医生或有关科室同意后统一安排，按指定手术间、时间进行参观。

3. 遵守手术室的管理规则，进入手术室按规定更换参观衣、裤、口罩、帽子、鞋等。

4. 严格遵守无菌技术规则，不得任意走动和出入，接受医护人员的指导。参观者应立于手术人员身后，不可距手术人员过近，避免污染。

（四）手术安排制度

1. 每日施行择期手术，由手术科室负责医生填写手术通知单，于术前 1 天上午 10 时前送手术室。

2. 无菌手术与污染手术应分室进行，若无条件时，应先做无菌手术，后做污染手术，严禁同时在一室内施行无菌及污染手术。

3. 优先安排急诊手术，如急诊手术与择期手术安排冲突时，必须优先安排急诊手术。以免延误抢救时间，危及患者生命。

4. 参加手术人员应在预定时间前 20～30 分钟到达手术室，做好准备工作；因故必须更改、增加或停止手术时，应预先与手术室护士长或值班护士联系。

5. 夜间和节假日应有专人值班，随时进行各种急诊手术配合。

6. 每日施行的手术应分科详细登记，按月统计上报。同时经常和手术科室联系，了解、征求工作中的意见，研究后及时纠正。

（五）手术间清洁消毒制度

1. 保持手术间内物品清洁整齐，每日手术前后用消毒湿布擦拭门窗、低墙、器具等，拖净地面，通风消毒，务必保持手术间内器具清洁无尘。每周大扫除 1 次并做空气消毒。

2. 每日手术前进行空气消毒，可用紫外线照射 30～60 分钟，连续手术之间应消毒。手术时间长、室内人员多的手术间，应加强术中空气消毒，可用高强度、低臭氧紫外线杀菌灯制成的空气消毒器进行消毒。

3. 术毕，器械等物品应严格两消毒一清洗的原则。污染手术后，按不同类型分别按消毒隔离制度处理。

4. 手术间和附属工作间使用的清洁用具要区分开，且每日消毒 1 次。

5. 每月对无菌物品、手指、空气等做细菌培养，以便及时发现问题并采取相应措施。

（六）安全工作制度

1. 手术室工作人员应严格执行各项规章制度，加强职业道德，保证手术安全完成。

2. 加强查对制度，严防差错事故发生。

3. 严格执行无菌操作和消毒灭菌程序，防止医源性感染发生。

4. 手术室工作人员应坚守岗位，熟悉手术室内各种物品的固定放置地点及使用方法，尤其是急救药品及抢救器材必须处于备用状态，以免耽误抢救手术。

5. 电器及贵重仪器应有专职人员保管维修，各设备仪器上标明操作规程和注意事项，做到术前检查，术中有效，术后保养。

6. 剧毒药品应由专人保管，标签明确，专柜存放，建立登记本，经仔细查对后方能取用，此外，应定期清点；易燃物品应远离火种和电源。

7. 手术室负责保存和送检手术中采集的标本，认真登记，按时送检，严防标本搞错或丢失。

8. 消防设备、灭火器等，应定期检查。

9. 夜班和节假日值班人员交接班后，应检查手术室水、电、门窗是否关紧，手术室大门随时加锁。非值班人员勿任意进入手术室。

10. 发生意外情况，应立即向有关部门及院部汇报。

三、手术室护理工作标准

（一）管理工作

1. 室内布局合理，环境整洁、安静、无尘土，各工作间仪器物品放置规范。

2. 工作人员着装整洁，符合手术室要求。

3. 器械间、敷料间、储药间的物品放置整齐，有专人管理。

4. 各种规章制度健全（包括岗位责任制、各项工作制度、查对制度、差错登记报表、消毒隔离参观制度、刷手制度、定期清洁卫生制度等）。

5. 有各种手术包准备常规，包内器械、敷料定物、定量并与卡片相符。

6. 各种抢救药品，抢救用物仪器等做到定位放置，完好率100%，能应急使用。

7. 贵重仪器有专人管理，使用时有交接制度，并有记录。

8. 各种物资保管，有定期清点、领取、维修、更换制度，以保证手术需要的供应。

9. 设意见本，定期征求临床医生及有关科室和患者意见，对所提意见有解决措施。

10. 护士工作符合达标要求。

（二）工作质量

1. 洗手护士台上配合主动、熟练，台面保持整洁，器械、敷料放置顺序适用。

2. 巡回护士要了解患者基本病情、手术进程、手术名称、部位（左、右），以便逐项查对核实。

3. 巡回护士术前置患者于适当体位。术中与台上护士及麻醉师配合好，台上所需用物要供应及时，严密观察病情，并做好巡回记录。

4. 严格台上、台下查对制度，药品、敷料、器械、标本等都要认真查对，并有查对记录及当事人签名。

5. 对患者要耐心解释，接送患者时注意保暖并取舒适卧位。

6. 手术进行中工作人员态度要认真，不谈论与手术无关的事，不高声讲话，保持安静严肃的手术环境。

（三）无菌操作及消毒隔离

1. 污染区、半污染区、清洁区分清。

2. 无菌、有菌手术间分清，已消毒物品与未消毒物品严格分开放置。

3. 感染和特异性感染等手术，所用的器械、敷料等用物，有严格消毒处理措施，不得与其他敷料混合，并有标记。有无菌伤口感染随访记录。

4. 洗手护士铺台、刷手、穿手术衣、戴手套，术中操作、无菌操作符合要求。

5. 巡回护士做各种治疗、拿放无菌物品等操作符合正规要求。

6. 为保证手术器械的灭菌效果，应按照消毒、清洁、灭菌要求进行处理。污染的器械浸泡消毒时，应选用特效的消毒液（如乙肝选用含氯的消毒液），浸泡时要符合浸泡消毒原则。

7. 中心持物钳可使用干、湿两种形式，干持物钳每 4 小时需要更换 1 次；湿持物钳可浸于消毒液内；一个容器内只放一把持物钳。

8. 敷料包、器械包大小合格（卫健委规定 30 cm × 30 cm × 50 cm），包布无破洞。较大及中号消毒包的中心有消毒指示卡，包外有灭菌指示胶带。

9. 各种灭菌物品、容器外均有灭菌指示胶带，并有灭菌日期。

10. 高压蒸汽灭菌锅，每锅有消毒指示卡，每锅的压力、时间及消毒者均有记录。

11. 每月对各种灭菌项目（包括蒸、煮、熏、泡）进行细菌监测（如空气、消毒物品、洗手刷、泡手液等）。

12. 工作人员熟悉各种消毒液的浓度、配制及使用方法。泡手液的浓度准确，有定期测试制度。

13. 紫外线消毒有消毒时数登记和紫外线强度监测并登记。

（四）护理文件书写

1. 手术登记本应字迹清晰，登记项目齐全。

2. 护士交班本包括日期、手术数量、急诊数、急诊情况、手术中特殊情况及发现的问题、当日手术准备情况。

3. 无菌伤口随访登记，对一级无菌手术发生感染后及时分析感染原因，并有记录。

4. 剖胸、剖腹手术，应有手术前后纱布、器械清点记录，并有 2 人签名。

四、手术室护理人员的基本素质和职责

（一）手术室护理人员的基本素质

1. 思想素质

1）热爱护理专业，献身护理事业，全心全意为人民服务，一切以患者为中心。

2）对患者有高度的责任感和同情心，在工作中兢兢业业、一丝不苟。

3）坚守岗位，勤奋工作，随时准备投入急诊和抢救手术的工作中。

4）不怕脏、不怕累，自觉克服困难；牺牲个人利益，有崇高的奉献精神。

2. 技术素质

1）具有现代医学、护理学基础理论知识和专业技术知识。

2）熟练地掌握消毒灭菌技术、急救技术和各种仪器的使用。

3）精通专科手术准备和操作技能，操作中做到轻、准、稳、快，医护配合默契。

4）善于学习，勇于实践，精益求精，不断提高自己的业务和技术水平。

3. 心理素质

1）具有敏锐的观察力和灵活主动性。

2）在施行手术中，能高度集中注意力，观察病情细微变化，判断准确，反应敏捷，机动灵活，主动配合，使医生信赖、患者放心。

3）还应具有稳重的性格和镇定的情绪，在急诊手术和抢救危重患者中，对随时可能出现的意外情况，不惊慌、不急躁，沉着冷静，情绪镇定。

4）有较强的自我控制和应变能力，具有谦虚自重、亲切和蔼的态度，主动关心患者，协调各种关系，密切医护配合，从而在术前、术中、术后建立起良好的人际关系和和睦气氛。

4. 身体素质

随时进行急诊手术和危重患者抢救，不断开展的大型、复杂的高难度手术都具有紧迫性、连续性、体力消耗大的特点，因此，必须具有强健的体魄，良好的耐力和较强的适应力。

（二）手术室护理人员的职责

1. 手术室护士长的职责

1）在护理部主任的领导下，负责本室的行政管理、护理工作和手术安排，保持整洁、肃静。

2）根据手术室任务和护理人员的情况，进行科学分工，密切配合医生完成手术，必要时亲自参加。

3）督促各级人员认真执行各项规章制度和技术操作规程，并严格要求、遵守无菌操作规程，做好伤口愈合统计分析工作。

4）组织护士、卫生员的业务学习，指导进修、实习护士工作。

5）督促所属人员做好消毒工作，按规定进行空气和手的细菌培养，鉴定消毒效果。

6）认真执行查对和交接班制度，严防差错事故。

7）负责手术室的药品、器材、敷料、卫生设备等物清领、报销工作，并随时检查急诊手术用品的准备情况，检查毒、麻、限剧药及贵重器械的管理情况。

8）督促手术标本的保留和及时送检。

9）负责接待参观事宜。副护士长协助护士长负责相应的工作。

2. 手术室护士的职责

1）在护士长领导下担任器械或巡回护士等工作。并负责手术前的准备和手术后的整理工作。

2）认真执行各项规章制度和技术操作规程，督促检查参加手术人员的无菌操作，注意患者安全，严防差错事故。

3）参加卫生清扫，保持手术室整洁、肃静，调节空气和保持室内适宜的温度。

4）负责手术后患者的包扎、保暖、护送和手术标本的保管和送检。

5）按分工做好器械、敷料的打包消毒和药品保管工作。

6）参加手术室值班，物品保管和统计工作。

7）指导卫生员做好清洁卫生、消毒灭菌等护理工作。

8）参加对进修护士及实习护士的教学和临床实践指导工作，参加在职培训，提高业务技术水平，参与科研工作，写出论文和经验总结。

3. 巡回护士的职责

1）在指定手术间配合手术，术前应了解病情及熟悉所实施的手术。检查手术间内各种药品是否齐全，室内固定物品是否适用，根据当日手术需要，落实、补充、完善一切物品，使之处于正常的运转状态，并协助开无菌手术包。

2）患者接来后，按手术通知单核对患者的姓名、床号、住院号、手术名称、部位、血型、过敏史；清点带入物品，检查手术区皮肤准备情况。关心患者的安危、利益和提高其舒适度。

3）全身麻醉（简称全麻）及神志不清的患者或儿童，应适当束缚在手术台上，或由专人看护，防止发生坠床。根据手术需要，帮助患者固定手术体位，显露手术野，根据医嘱进行输血、输液，并仔细核对，避免差错；协助麻醉医生工作。

4）帮助手术人员穿好手术衣，安排各类人员就位；随时调整灯光、温度、湿度；接好电器插头；使用电灼器时，正确处置电极板，防止灼伤，及时补充室内手术缺少的各种物品。

5）手术开始前及术毕时督促清点器械、纱布、纱垫、缝针及线圈等物品并做认真登记；术中增添及掉落的器械等要及时记录，以防遗留体腔或组织内，切口缝合完毕再清点1次。

6）准确执行手术中医嘱，在操作前要重复一遍口头医嘱并做到"三对"（对药品、剂量及用法），输血时与麻醉医生认真查对，防止差错事故。

7）手术中要坚守工作岗位，不可擅自离开手术间，随时提供手术中所需要的一切物品。注意病情变化，观察患者肢体是否受压，输液是否通畅，并及时纠正。监督台上及台下人员正确执行无菌操作，保持手术间清洁、整齐、肃静的环境。

8）手术完毕后，协助包扎切口，并清整、补充手术间内物品，定位归原。进行空气消毒，切断一切电源。

4. 器械护士（洗手护士）的职责

1）器械护士必须有高度的责任心，对无菌技术有正确的概念。术前应了解病情，必要时参加术前讨论，熟悉局部解剖与手术步骤，以便与手术者密切配合完成手术。

2）洗手护士应提前20分钟洗手，按规定的方式穿灭菌手术衣、戴灭菌手套，检查整理术中所需器械物品，确保器械运转自如，品种齐全。

3）胸腹腔或深部手术在手术开始前及手术将完毕前，要和巡回护士、手术第二助手共同准确无误地清点器械、纱布、纱垫、缝针及线圈等数目，手术完毕时再清点1次，严防异物遗留在体腔或组织内。

4）手术开始时，要集中精力，迅速而准确地传递器械、纱布、缝线等，严格无菌操作，保持器械台和手术区整洁。术中可能有污染的器械和物品，按无菌操作及时更换处理，防止污染扩散。

5）负责妥善保管切下的组织或标本，防止搞错或遗失。

6）手术完毕，协助医生封闭包扎切口，负责清洗器械，整理手术用品。精密、锐利手术器械分别处理，切勿损坏遗失零件。

5. 内镜护士的职责

1）检查、保持内镜手术间的整洁。

2）检查内镜器械及物品是否齐全、完好。

3）每日负责仪器的检查、保养、清洁和管理。

4）发现仪器有损坏时，要及时分析原因，尽快维修，及时报告。

5）认真配合手术，严格监督无菌操作，根据内镜器械的不同材质，选择不同灭菌方法，如还氧乙烷、等离子体、低温灭菌器等。

6）每日做好内镜电动手术床的清洁、保养、充电工作。

7）每日做好低温灭菌器的清洁、保养工作。

8）指导内镜清洗员做好内镜器械的清洗、保养、整理工作。

6. 值班护士的职责

1）手术室实行24小时值班制，值班期间值班护士不得擅离职守。

2）值班人员一般三人一组，高年资护士为值班当日主要负责人，有权处理一般事务，如有特殊情况应及时向上级请示、汇报。

3）负责管理手术室内水、电、气及一切物品，注意安全检查工作。

4）负责配合急诊手术及抢救工作，无特殊情况，在接到急诊手术通知后20分钟内接患者。

5）与上一班交接各类物品并如实记录。

6）次晨巡视各手术间，检查调节各手术间冷暖气、净化空调开关情况，重点查对并陪伴等待室的手术患者，严防差错事故的发生。

7）无急诊手术的情况下，替换巡回护士就餐。

8）双休日、节假日负责供应部责任护士工作，负责标本核查与交接并做好登记工作。

7. 恢复间护士的职责

1）检查吸引器等仪器设备是否处于正常工作状态，准备吸痰用物、四肢约束带等。

2）接到各手术间入住通知后，根据患者是否脱机、拔管、清醒，做出相应准备。

3）与巡回护士交接病历、患者及患者财产交接本、术中护理记录单、器械物品清点单、麻醉记录及手术收费单等。

4）协助麻醉医生连接呼吸机，监测氧饱和度、心电及血压。

5）查对患者、病历、腕式识别带，并挂好手术间标志牌。

6）与巡回护士仔细交接病情、各引流管道、输液通道、伤口敷料情况等，注明送入时间并签名。

7）约束患者，严防管道脱落、坠床及其他意外的发生。

8）保持输液通畅，根据医嘱给药，严格查对，配合麻醉医生等待患者复苏。

9）患者离开恢复间前，检查并完善护理记录单，总结出入量。

10）认真登记恢复间患者情况。

11）协调机动护士送患者。

12）保持恢复间整洁、工作有序。

五、手术室物品的准备

（一）布类物品

手术室的布类用品包括手术衣和用于铺盖手术野或建立无菌区的各种手术单。应选择质地细柔且厚实的棉布，颜色以深绿色或深蓝色为宜。

1. 手术衣

手术衣分为大、中、小三号，用于遮盖手术人员未经消毒的衣着和手臂，穿上后能遮至膝下；手术衣前襟至腰部处应双层，以防手术时被血水浸透；袖口制成松紧口，便于手套腕部盖于袖口上；折叠时衣面向里，领子在最外侧，取用时不致污染无菌面。

2. 手术单

手术单有大单、中单、手术巾、各部位手术单以及各种包布等，均有各自的规格尺寸和一定的折叠方法。各种布单也可根据不同的手术需要，包成各种手术包，如胸部手术包、开腹手术包等，较之分散包裹，更能提高工作效率。

用过的布类用品若污染严重，尤其是乙肝 e 抗原（HBeAg）阳性患者手术用过的布类，需先放入专用污物池，用消毒剂如 500 mg/L 含氯消毒液浸泡 30 分钟后，再洗涤。所有布类用品均经压力蒸汽灭菌后方可供手术使用。棉布包灭菌后保存时间：夏季为 7 天，冬季为 10 ~ 14 天（潮湿多雨季节应适当缩短天数），过期包应重新灭菌。

目前，应用一次性无纺布制作并经灭菌处理的手术衣帽、布单等可直接使用，免去了清洗、折叠、消毒所需的人力、物力和时间，但不能完全替代布类物品。

（二）敷料类

敷料类包括纱布类和棉花类，采用吸水性强的脱脂纱布、脱脂棉花制作，用于术中止血、拭血及压迫、包扎等，有不同规格及制作方法。

1. 纱布类

纱布类敷料包括不同大小、尺寸的纱布垫、纱布块、纱布球及纱布条。手术时，纱布垫用于遮盖伤口两侧的皮肤；盐水纱布垫用于保护显露的内脏，防止损伤和干燥；纱布块用于拭血；纱布球用于拭血及分离组织；纱布条多用于耳、鼻腔内手术，长纱布条多用于阴道、子宫出血及深部伤口的填塞。

2. 棉花类

棉花类敷料有棉花垫、带线棉片、棉花球及棉签。带线棉片适用于颅脑手术吸血及保护脑组织、脊椎手术止血。棉球用于洗涤伤口、涂拭药物，棉签用于采集标本或涂擦药物。

纱布、棉花类敷料用于手术止血、拭血及压迫包扎者均有不同的规格和制作方法。有的包成小包，或放于敷料罐内，或放于手术敷料包内，采用高压蒸汽灭菌，以供手术之用。

特殊敷料：如碘仿纱条、脑用棉片等。碘仿纱条制作过程要严格执行无菌操作，制成后置于消毒容器内，紧密封盖，密闭保存。

（三）引流物

引流物的种类很多，常用的引流物有橡皮片引流、烟卷式引流、管状引流、纱条及双套管引流。根据手术部位、深浅情况，使用不同的引流物。

1. 乳胶片引流条

乳胶片引流条一般用于浅部切口和少量渗液的引流。

2. 纱布引流条

纱布引流条包括干纱条、盐水纱条、凡士林纱条、浸有抗生素的纱条等。用于浅表部位、感染创口的引流。

3. 烟卷式引流条

将乳液片卷曲粘合成圆筒状，其中充填网格纱布卷，高压灭菌后备用。常用于腹腔内较短时间的引流。

4. 管状引流

管状引流包括 T 形管、蕈形管、尿管等橡皮管或塑料管。T 形管用于胆总管引流，蕈形管用于膀胱及胆囊手术引流。消毒方法可按橡皮类煮沸法或高压蒸汽灭菌处理。

5. 双套管

双套管由两根不同粗细的乳胶管所组成，细管套在粗管内，两管用针线缝扎固定。用于腹腔脓肿等手术冲洗、注药或胃肠、胆、胰瘘的引流。消毒方法为煮沸法或高压蒸汽灭菌法。

（四）缝线及缝针

1. 缝线类

缝线类在手术中用作结扎血管、缝合组织及脏器，可分为可吸收和不可吸收两类。理想的缝线具有抗张力强度大、组织反应轻微、结扎不易滑脱、灭菌方便、消毒后不变质、对人体无害及价格低廉的优点。各种缝线的粗细以号码表明，号码越大表示越粗。常用有1～10号线。

2. 缝针类

缝针类有三角针及圆针两类，两类缝针均有弯、直两种，粗细、大小各异。

（五）器械类

1. 一般器械

一般器械是指手术的基本器械，如手术刀、手术剪、手术镊、各种血管钳、牵引器及拉钩、探查及扩张器、取拿异物钳等。以上手术器械多为不锈钢制成。打包时要检查功能是否完好，术后将器械用清水洗刷干净，煮沸消毒、烘干、上液状石蜡保护，特别注意轴关节部位，然后按种类分放于器械柜内。术前按手术需要准备器械，包装好进行高压灭菌。

2. 特殊器械

特殊器械如胃及支气管缝合器，血管、食管及直肠吻合器，内镜类，植皮机，高频电刀，电钻及电锯，激光刀等。应由专人保管，按一定的操作规程处理。

六、手术中的无菌原则

（一）无菌桌的准备

无菌桌（器械桌）要求结构简单、坚固、轻便、可推动，易于清洁；桌面四周有围栏，栏高 4 ~ 5 cm。一般分为大、小两种，其长、宽、高规格为：大号器械桌 110 cm×60 cm×90 cm，小号器械桌 80 cm×40 cm×90 cm，应根据手术的性质、范围进行选择。

1. 铺无菌桌的步骤

1）无菌桌选择清洁、干燥、平整、规格合适的器械桌，将无菌敷料包置于器械桌上，揭开无菌敷料包的外展，按折叠顺序由里向外展开双层桌布，然后铺上无菌巾 4 ~ 6 层。

2）无菌单应下垂过桌缘不少于 30 cm，周围的距离要均匀，桌缘下应视为污染区，参加手术人员双手不得扶持无菌桌边缘。

3）打开无菌包及无菌盆。

4）洗手护士穿好无菌手术衣及戴无菌手套后，将器械按使用先后次序及类别在无菌桌上排列整齐。

2. 使用无菌桌原则

1）铺好备用的无菌桌超过 4 小时不能用。

2）凡垂落桌缘平面以下物品，必须重新更换。

3）必须严格保持器械桌上无菌要求，术中污染的器械、用物不能放回原处。如术中接触胃肠道等污染的器械应放于弯盘等容器内，勿与其他器械接触。

4）如有水或血渗湿者，应及时加盖无菌巾以保持无菌效果。

5）手术开始后，该无菌桌上物品仅对此手术患者是无菌的，而对其他患者使用此无菌桌上物品，则属于污染的。

6）洗手护士应及时清理无菌桌上器械及用物，以保持无菌桌清洁、整齐、有序，并及时供应手术人员所需的器械及物品。

（二）手术中的无菌操作原则

手术中的无菌操作是预防切口感染、保证患者安全的关键，也是影响手术成功的重要因素，所有参加手术的人员必须充分认识其重要性，严格执行无菌操作原则，并且贯穿手术的全过程。

1. 必须避免与无菌区外的物品、人员、地区接触。穿无菌手术衣及戴无菌手套后，背部、腰部以下、乳部以上都应认为是有菌区。手术台头架以外、两侧和足端以外的布单下垂部分也认为是有菌区。不要接触。还要注意肘部不碰及参观人员和灯架。

2. 不得在手术人员的背后传递器械及手术用品。

3. 更换位置时必须面向无菌手术台或无菌桌，然后背对背交换，或先离开手术台，再交换位置。

4. 布类品一经潮湿即可有细菌通过，必须另加干的手术单覆盖，如衣袖潮湿或碰触有菌地方，应另加无菌袖套。手套破损或污染，必须立即更换。

5. 做皮肤切口前及缝合皮肤的前、后，均需用 70% 乙醇或 0.1% 新洁尔灭溶液，再次消毒皮肤。

6. 皮肤切口边缘，应以大纱布垫或无菌巾遮盖，并用巾钳或缝线固定，或切皮前贴上无菌医用保护膜保护皮肤；切开空腔脏器前，先用盐水纱布垫保护周围组织，以防止或减少内容物溢出污染。

7. 手术进行过程中，手术人员除有关手术配合必要的联系外，禁止谈笑；避免向手术区咳嗽或打喷嚏；应随时警惕有无灰尘、小昆虫或汗珠落入手术区内。

8. 参观手术人员不可贴近手术人员或脚站得高于手术台平面，不得随意在室内走动；对患有上呼吸道感染或急性化脓性感染者，禁止进入手术室；进入手术室前必须更换手术室专用的参观衣、鞋，并戴好口罩、帽子，人员尽量少或予以限量。

9. 手术室内工作人员，必须严格执行并认真监督和指导无菌原则的实施。

七、物品管理

（一）无菌物品管理

无菌物品由专人负责管理，每日严格检查各种无菌物品的有效期，按需送入手术间。无菌物品在消毒供应中心消毒灭菌后，通过闭环转运或专用洁净通道进入限制区，并在限制区无菌物品存放区储存。对外来的手术器械应按器械的性能及用途至送消毒供应中心重新清洗、消毒灭菌后方可带入手术间内使用。手术使用的可复用器械应由消毒供应中心闭环式回收；可复用敷料由洗衣房闭环式回收。一次性使用无菌物品存放环境应干燥、温湿度适宜。护士使用一次性物品前须核对产品名称、型号、规格、无菌有效期、生产批号等，如不合格、不配套、潮湿、字迹模糊等均不可使用，进口产品要有中文标识。

（二）手术室医疗废物的管理

手术室应对医疗垃圾的收集、存放、处理进行严格的管理。医疗废物与生活垃圾严格进行分类包装和处理，特殊感染废物用双层袋严密封装。通过污物专用通道运送到手术室外围走廊，由专职人员统一处理。

八、手术室感染监测

手术室应常规监测医院感染发生率，特别是手术部位感染的相关监测。可设专人每季度监测手术间空气、手术人员的手和物体表面的细菌菌落数。检查化学消毒液的配制方法、浓度及有效期。

1. 空气消毒效果监测

洁净手术部空气中的细菌菌落总数符合医院洁净手术部建筑技术规范（GB 50333－2013）的要求；普通手术室细菌菌落总数 ≤4 cfu/cm^2（15 min·φ90 mm 皿）。

2. 物体表面消毒效果监测合格标准

细菌菌落总数 ≤5 cfu/cm^2。

3. 医务人员手消毒效果监测合格标准

卫生手消毒细菌菌落总数应 ≤10 cfu/cm^2；外科手消毒细菌菌落数应 ≤5 cfu/cm^2。

（徐玲玲）

第九节　清洁、消毒与灭菌的管理

医院内的清洁、消毒、灭菌工作是通过物理或化学的方法，以清除或消灭医疗器械、护理用具、人体皮肤黏膜、病房环境的病原微生物，预防与控制医院感染的发生与传播。切实搞好此项工作，则为防止医院感染提供了重要的技术保证。此项工作的贯彻与落实既需要思想上的高度重视，同时还有其较强的技术性。

一、清洁的概念

清洁是指用物理方法清除物体表面的一切污垢及部分微生物。常用的清洁方法有水洗、机械去污和去污剂去污。常用于家具、地板、餐具、杂物等的处理，或物品在消毒、灭菌前的准备。

在医院多用于手术器械、各种导管、负压吸引装置、注射用具、服药用具、护理用具、各种敷料及桌面、床面、地面、墙壁等的清洁。常用的清洁方法如流动水浸泡冲洗、机械振动冲洗及去污剂刷洗洗涤等，物体表面清洁时可用湿抹布擦拭，有实验证明，用清水湿抹布和用高效消毒剂擦拭桌面、床面等，经细菌学检测两者无显著差异，若用洗涤剂擦拭，则效果更佳。这就说明清洁虽不能杀灭细菌，但可去除部分细菌。因此，清洁在预防医院感染中有很重要的作用，应认真做好。

二、消毒的概念

消毒是指利用物理或化学方法，清除或杀灭传播媒介上的病原微生物，使之达到无害化的程度。消毒针对的是病原微生物，而不是所有的微生物。并且，只要求将有害微生物减少到无害的程度，而不是要将所有微生物完全杀灭。如对环境的预防消毒及饮水、餐具和食物的消毒等。

影响消毒效果的主要因素有：①强度和时间。一般强度越大，时间越长，消毒、灭菌效果就越好。②病原微生物污染的速度（种类和数量）。数量多时则易形成机械保护作用，耐力强的病原微生物也随之增多，因此，污染愈重，消毒愈困难，要达到消毒目的，必须延长消毒时间和选用相应的消毒剂，如含氯消毒液等。③温度、湿度和酸碱度。在物理和化学消毒中均受温度的影响，一般温度愈高消毒效果愈好。有时消毒本身必须具备一定的温度方能达到消毒的效果，如紫外线照射时，灯管输出的强度随温度降低而减弱；空气中的相对湿度对某些方法的消毒效果有一定影响，如用干粉消毒剂喷撒地面时，可因相对湿度增高，消毒剂被潮解而充分发挥作用。紫外线照射时相对湿度增高，可影响穿透力，降低消毒效果。④pH 值。pH 值的变化可严重影响消毒剂的作用，如含氯消毒液的 pH 值向酸性转换时，杀菌作用随之增强；若溶液向碱性转换时，其杀菌作用随之降低。新洁尔灭、消毒净等在碱性溶液中消毒作用较大，pH 值为 3 时杀菌所用剂量比 pH 值为 8 时大 10 倍左右。煤酚皂等酚类制剂，在酸性溶液中消毒效果较好。⑤穿透力。不同消毒因素的穿透力各不相同，湿热穿透较干热穿透力强。因此，消毒时要有足够的穿透时间和创造较好的穿透条件。⑥表面张力。表面张力低的消毒剂，消毒效果好，如用乙醇配制的碘酊较用水配制的碘液表面张力低，消毒效果好。⑦有机物的黏附。蛋白质、油脂类有机物附着在病原微生物上，可影响消毒效果。另外，化学消毒还可受其他拮抗物质的影响，如新洁尔灭消毒剂可被硬水、肥皂、阴离子残留和蛋白质等污染降低或失去作用。根据消毒的性质，可分为疫源地消毒和预防性消毒。

三、灭菌的概念

灭菌是指利用物理或化学方法完全清除或杀灭传播媒介上的所有微生物，使之达到无菌的程度。这时灭菌的概念是绝对的，灭菌也可以认为是最彻底的"消毒"。在消毒管理办法中规定，伸入组织、器官的医疗用品必须达到灭菌，各种注射、穿刺、采血器具必须一用一灭菌。对手术器械、各种内镜和药品敷料等物品，也要求灭菌。

四、做好消毒灭菌工作的措施

（一）提高消毒灭菌工作重要性的认识

消毒灭菌工作落实即可有效地切断医院感染的传播途径。确保此项工作的建立与贯彻执行，也是能否真正做好防止医院感染的重要环节。

（二）建立健全切实可行的技术性措施

要求有关人员要明确以下几点：

1. 明确消毒的主要对象

具体分析医院感染的途径，涉及的媒介物及感染病原微生物的种类。

2. 采取适宜的消毒方法

根据消毒对象，选择一些简便、有效、不损坏物品、来源丰富及价格便宜的消毒方法，并指明达到的消毒水平。

3. 充分了解消毒措施的影响因素

如病原微生物的种类及污染程度；使用消毒因子的处理剂量、消毒时的温度、湿度、pH 值、干扰物存在与否；消毒物品的穿透条件等。

4. 认真进行消毒质量的监控

确保消毒效果，避免消毒的失效，要及时检查与及时发现问题，采取相应的改进措施。

（三）熟悉常用的消毒灭菌方法

1. 用于医疗物品的消毒灭菌方法

1）热力消毒灭菌法：包括压力蒸汽灭菌，预真空型压力蒸汽灭菌，低温蒸汽甲醛灭菌，煮沸消毒，巴氏消毒，干热灭菌，微波加热消毒器等。

2）辐射消毒与灭菌：包括紫外线消毒、电离辐射灭菌等。

3）化学消毒灭菌剂：常用的有含氯消毒液、过氧乙酸、戊二醛、甲醛、环氧乙烷、乙醇、碘类消毒剂、醛类、氯己定、新洁尔灭等。

2. 用于手和皮肤的消毒灭菌方法

基本方法有两类：物理消毒和使用皮肤消毒剂。

3. 用于医疗器械的消毒灭菌方法

消毒灭菌方式包括清洗、消毒、灭菌和焚烧。消毒灭菌方法以热力消毒灭菌法最可取。但某些物品不能用热力消毒灭菌法时，则必须用化学消毒灭菌剂。

此外，对医院污水和污物的消毒灭菌处理也应高度重视，采取切实可行的方法，如机械处理和生物处理等方式，以保证消毒灭菌处理的良好效果。

五、灭菌的质量控制

（一）影响灭菌效果的因素

1. 灭菌前器材的处理、包装、装载。

2. 灭菌设备的操作。

3. 灭菌过程中灭菌性能的变化。

4. 灭菌物品的保存。

5. 灭菌性能的维护及保养。

（二）医疗器材灭菌前的准备

1. 医疗器材的洗涤

1）凡是需重复使用的器材灭菌前必须先清洗干净。

2）清洗、去污后应以蒸馏水冲洗。

3）所有的器材洗涤后都应拭干或晾干。

2. 灭菌物品的包装

1）包装材料的选择

（1）通透性良好的包装材料，使灭菌剂能充分透入包中。

（2）具有良好的离心力，使灭菌剂在灭菌完成后能驱离灭菌物品，不致残留于灭菌包中。

（3）能将灭菌物品完全包住。

（4）自外表能很容易地知道包内的东西是否已灭菌。

（5）能阻隔微生物、灰尘、湿气等。

（6）触摸、搬运中不易造成撕裂或破孔。

（7）在不同压力及湿气下仍能保持包装的完整。

（8）灭菌物品很容易取出，不至于污染。

（9）合乎经济原则。

2）灭菌包的大小不可超过 30 cm×30 cm×50 cm，重量不得超过 5 kg。

3）盆子、托盘及金属用品不得混在包裹内灭菌，以免影响包布蒸汽的渗透及阻碍包布的干燥过程。

4）盆与盆之间须以布巾隔开，以促使蒸汽能完全透过所有的表面。

5）凡属布类用物，其质料宜采用易吸水的细棉布，每次灭菌前都应洗涤干净，保持布质的弹性，使蒸汽能完全渗透，才能达到灭菌的效果。

6）如用纸袋包装应保证密闭性。

（三）灭菌过程物品的装载

1. 物品的放置应保持适当间隔。

2. 物品的装载应避免与锅壁的上方及左右两侧接触。

3. 易于留住水分的物品应放在灭菌锅内的边缘，避免水分凝聚。

（四）灭菌器的操作

1. 灭菌器的操作人员应接受在职训练。

2. 控制操作按制造厂商的说明，以确保正确操作灭菌设备。

（五）灭菌效果的监测

1. 机械性测试法

灭菌器的装置中都有记录温度的图表、压力表、真空计等，可指示温度、时间、压力是否达到标准，但此种方法仅能指出设备本身的机械性状况，而不能显示灭菌效果。

2. 化学性测试法

化学性测试法是根据化学反应，在经过灭菌过程后呈现出颜色的变化，使肉眼立刻能区别是否经过灭菌，并能监测灭菌器在整个灭菌过程中是否正常。

1）包装外化学指示胶带：凡须灭菌的物品，包外贴上指示胶带，灭菌后以颜色的变化来区别，但它无法对是否达到灭菌效果提供可靠指示。灭菌前蒸汽灭菌指示带为米色，气体灭菌指示带为绿色。灭菌后都有黑色斜条纹显现。

2）包装内化学作用指示剂：它用来检测灭菌的三大要素为温度、湿度及灭菌循环时间。常用的内用指示剂如下：

（1）温度测试指示剂：每日第一锅（空锅）做测试，灭菌后观察温度指示剂颜色的变化，以测定灭菌包内的温度及时间是否达到标准。

（2）真空灭菌器残余空气测试：蒸汽灭菌的功能，取决于所有灭菌物品的表面是否完全与饱和蒸汽接触，为了检查灭菌器内是否还有空气残存，必须在每天第一锅的情况下做残余空气测试，以评估蒸汽灭菌器排除残余空气及蒸汽接触的情形。

以上两种内用化学指示剂都是测试蒸汽灭菌用的。

3. 生物性测试法

1）含细菌芽孢纸条：将含有细菌芽孢的纸条包装在纸袋内，经过灭菌完成，连同一份未经灭菌的含细菌芽孢纸条（作对照用）送到感染控制科，由专业人员来执行培养。

2）内含培养基的生物测试：与上述相同，但纸条装在一小塑料管中，塑料管内含有一装上培养基的玻璃瓶，灭菌后，将玻璃瓶捏碎，培养基与细菌芽孢的纸条接触，然后将塑料管放入专用的培养容器中，以固定的温度培养（蒸汽灭菌56℃，环氧乙烷灭菌37℃），经24～48小时，观察颜色的变化，来判定灭菌的效果。此法可以由灭菌操作人员自行测试，非常安全且方便。

3）抽样培养

（1）经过灭菌的物品：在灭菌装载架的不同地点抽样，将灭菌包直接送感染控制科的检验室，由专业人员执行培养，以评估灭菌效果。

（2）购入的无菌医疗用品：必须先做抽样的生物培养，确定灭菌效果良好，才可供各单位使用。

4. 执行灭菌性能测试的注意事项

1）化学包内指示剂及生物指示剂必须放在测试包的最中央，或蒸汽不易渗透的地方。

2）测试包的大小为 30 cm×30 cm×50 cm，重量应在 4.5～5.5 kg，包内必须使用纯棉的布巾，并经过洗涤，使蒸汽易于穿透。

3）测试包应平行放置在灭菌器最难灭菌的地方。蒸汽灭菌器最难灭菌处是在灭菌器的前下方，靠近锅门排水管的上方。

4）每一蒸汽灭菌器每天须做化学包内测试，每周至少做 1 次生物培养测试。

5）灭菌器故障修理之后，评估灭菌效果须以生物培养测试为依据。

6）选用各种测试剂应考虑其可靠性、安全性及经济性。

7）包内测试剂的判定人员应接受充分的训练，完全了解整个测试系统，才能做出正确的判定。

8）各种性能的测试结果都应详细记录并保存。

（六）灭菌物品的储存

1. 储存的环境

储存区应设在灭菌区旁，最好是单独、封闭的地区。温度应保持在 18～22℃，相对湿度应保持在 35%～75%。无菌储存区应保持正气压。执行清洁工作应避免激起灰尘的飞扬。储存区内的储存架及运送车应保持干净。进入储存区的工作人员应更换规定的服装、口罩、鞋套、帽子。所有储存的物品应离地面 20 cm、天花板 50 cm、墙壁 5 cm。

2. 储存的注意事项

物品的储存应避免挤压、扭曲或包装破损，否则须重新灭菌。物品须归类且标明物品名称，使用次数较多的物品应放在易取之处。物品的放置应按灭菌有效日期的先后次序排列，先灭菌者先使用，以免造成过期而须重复灭菌。已灭菌的物品，切勿与未灭菌的物品混合放置。灭菌器内取出的物品若呈潮湿状态，则为非完全灭菌，不可进入无菌储存区内。

（七）灭菌储存有效期的认定

1. 灭菌物品储存时间的长短因环境、包装材料及方法而异，决定安全储存有效期限的长短，必须经过细菌培养为依据。灭菌物品的有效期认定如下：

1）一般常用的灭菌物品，灭菌有效期定为 1 周，即灭菌日加 7 日。

2）使用次数较少的器材，经灭菌后，用塑料袋予以密封以防尘，此灭菌包有效期定为 1 个月。

3）医疗用消毒纸袋密封的器材，灭菌有效期定为 1 年（一般为环氧乙烷灭菌后的物品）。

2. 每一灭菌包都应注明保存有效日期，在此期限内可以安全使用。

3. 不常用的物品，可以用塑料袋做保护性包裹，注意已灭菌物品在封入塑料外包之前必须加以冷却及干燥。

（八）无菌物品的使用

1. 使用前的注意事项

使用前应检视灭菌的有效日期，如过期则不得使用。在打开无菌包装前必须彻底检查是否完整无缺，如怀疑污染则不得使用，若视为已污染须重新灭菌才可使用，无菌包装物品打开或使用后，不可再封起储存。

2. 使用时保持无菌的原则

1）无菌物品不可接触到非无菌物品。

2）无菌物品要完全保持干燥。

3）手或未经消毒的物品不可跨越无菌区，且无菌区的边缘应视为污染区。

4）无菌物应尽量少暴露于空气中。

5）不可面对无菌物品咳嗽及交谈。

6）无菌物品的放置一定要保持在规定的范围内（即腰部以上、肩以下）。

7）工作时应面对无菌区，且不可在两无菌区之间穿梭通过。

8）无菌覆盖物放上后不可再行移动。

9）无菌包掉到地上应视为已污染。

10）若怀疑物品的无菌性时，则需将物品重新灭菌。

（姜姗姗）

第十节　急诊科的管理

一、急诊科设置与布局原则

急诊科合理的布局与管理是急诊患者就诊程序顺利与否的关键。医院急诊科接治的多是突发性的急、危、重患者，一切医疗护理过程均以"急"为中心，所以布局要从应急出发，出入路线应短捷，标志明显，以方便患者就诊治疗为原则。急诊科应设置在医院临街的醒目处，应有直接通道与住院部和门诊部相连接；有单独的出入口，门前有宽敞的停车场和电话通信设备。进入急诊门厅，应设有预检分诊处和挂号室，备有平车、轮椅等物品供患者使用。急诊诊察室和抢救室应靠近入口的门厅处，便于急诊患者就诊和危重患者的抢救。小儿急诊室要与成人急诊室分开设置，有单独的出入口，避免交叉感染。急诊各诊室及通道要光线明亮、空气流通；通道要宽敞（一般以两边有候诊人员的情况下担架能顺利通过为宜），以便于治疗、观察患者和人群流动。为便于患者迅速找到就诊科室，急诊各专科诊室及辅助科室应有醒目、突出的标志；白天应有指路标志，晚间必须有明显的指示灯标明各诊室位置。

二、主要科室设置

（一）急诊分诊台

急诊分诊台应设在大厅明显位置，便于分诊迎接患者或到门口救护车上初检患者，如无大厅可在急诊科入口处设急诊分诊室。当急诊患者就诊时，分诊护士应立即呼叫有关医生应诊；通知抢救室、治疗室、观察室等主要科室进入工作状态；合理调配医护人员，使患者得到迅速的诊断和治疗。

（二）急诊诊查室

位置应靠近入口，面积要比一般内、外科诊室略大，约需 20 m²，以便担架、平车直接进入。同时应设隔离诊室（为急性传染患者在转送传染病院前接受检查所设），应远离其他各科诊室。

（三）急诊抢救室

急诊抢救室是急诊抢救危重患者的场所，位置要靠近急诊科入口。抢救室中须备有抢救患者所必需的仪器设备、物品和药品，且不能与其他用房合用，平常设一张抢救床，必要时可增设，要考虑同时抢救 2 个患者的位置和抢救人员所占用面积，故不应少于 24 m²。如条件允许，应分别设有内科抢救室和外科抢救室，这样不仅使内科系统的疾病得到抢救，而且可以使各种外伤和复合伤的患者随时在外科抢救室得到及时处置或施行急诊手术。大中医院还应设立各专科小型抢救室，如洗胃抢救室、脑血管病抢救室、心血管病抢救室等。这种较理想的设置便于抢救工作有条不紊地顺利进行。抢救室的主要设置：①足够的空间，充足的照明，室内有各种疾病的抢救程序示意图。②抢救床、床旁监护和抢救设备，如氧气筒、负压吸引器、血压计、听诊器、心电监护除颤仪、呼吸机等。③各种抢救物品，如全套气管插管和气管切开用的器械、吸痰管、加压输血器、气胸抽吸机等。④各种无菌手术包、敷料，如开胸包等。⑤常用液体和药品，如 5% 碳酸氢钠、20% 甘露醇、储存鲜血、血浆代用品、林格液和各种浓度的葡萄糖注射液、强心剂、呼吸兴奋剂、镇痛剂、脱水利尿剂等。以上所有药品必须定位放置，定期检查，定时补充，以方便抢救时应用。

（四）治疗室

每个房间应在 12 m² 左右。

1. 准备室

无菌物品柜、治疗盘、70% 乙醇、2.5% 碘酊、棉签等。治疗室内有紫外线、消毒用的灯管，每日消毒 1 次，1 次消毒 1 小时。

2. 注射处置室

治疗柜、治疗桌、诊查床等。

3. 急诊输液室

每日急诊就诊在 120～150 人次，应放输液床 15～20 张。床单应 1 人次一换。

（五）急诊观察床

观察时间一般不超过 3 天，所有的观察床位有明确的床号标志，可方便巡回护士观察，避免发生差错。

（六）急诊观察室

对急诊患者，如短时间不能明确诊断，需1周左右治疗，病情较重，需继续观察以明确诊断者，应收入急诊观察室接受观察治疗。急诊观察室一般有单独的医生办公室、护士站、治疗室、换药室等。

（七）急诊手术室

急诊手术室的位置应紧挨着急诊抢救室，急诊外科危重患者，需在急诊手术室进行急救手术。如严重胸腹外伤、腹内主要脏器（肝脾）破裂、重度颅脑损伤、粉碎性骨盆骨折伴腹膜后血肿、重度休克需紧急手术止血者。此外，在某些特殊情况下，急诊手术室也做四肢外伤、脱套伤、开放性骨折、血管外伤、胃穿孔、急性阑尾炎、急性胆囊炎等一般急诊手术。

1. 手术间设置

应设无菌手术间和清洁手术间各一个，并有相应的附属房间、器械准备间、洗手间、更衣间。

2. 手术抢救设备

应设麻醉机、吸引器、心电监护仪等，各种无菌手术包和各种无菌物品。

3. 其他

主要麻醉、急救药品以及卫生消毒物品。

（八）发热急诊

将诊区安置在医院大门附近通风良好处，远离其他急诊和病房区域，患者进医院大门先测体温，对发热者进行分检，在医院大门和诊区门前设明显标志，诊区周围设隔离带，由导诊护士引导发热患者进入诊区就诊。

诊区内设立挂号处、候诊室、诊室、收费处、药房、化验室、X线摄片室、治疗室等，并配备心电图机、腕式血压表、心电监护除颤仪、氧气筒、呼吸机等急救设备。发热患者集中处置，并提供16层纱布口罩。

三、急诊科工作要求

1. 医护人员应有全心全意为患者服务的思想，有良好的医德和献身精神，工作主动、热情、周到，急患者所急。

2. 所有抢救工作都要有相应的时间要求。急救护理工作的特殊性要求急救护理人员必须牢固树立时间就是生命的急救意识，急诊科要有严格的时间观念，如医护人员的接诊时间、医生到达时间、抢救开始时间、治疗处理时间等。时间长短是评价工作效率、医护工作质量和管理水平的重要标志之一。

3. 强调危重患者的抢救成功率，可根据医院的技术水平拟定常见急诊病种的抢救成功指标。

4. 急诊用医疗仪器、药品要时刻保持性能良好、齐全，有固定的存放位置，处于应急状态，严格执行交接班制度，有专人负责。

5. 各种抢救记录、表格、病历等应清楚完整、及时真实。

6. 建立常见急诊病种的抢救程序。医护人员有过硬的基本功，能熟练操作抢救仪器和排除一般故障。

7. 抢救工作组织要严密，进行要井然有序，真正做到人在其位、各尽其责。

8. 积极采取措施，防止各种医护差错的发生。

四、急诊科护理人员的基本要求与职责

（一）急诊科护理人员的基本要求

1. 急诊科护理人员的素质要求

1）必须有高度的责任心和对患者的同情心，发扬救死扶伤，实行革命的人道主义精神，工作尽职尽责。

2）加强自身修养，增加丰富的内涵，排除或减轻自己的心理压力，维持良好的心态，精神专注地为患者实施护理。

3）克服各种困难，抑制自己的感情冲动与行为，对偶发情况应有应变能力，能冷静、灵活地做出妥善的处理。

4）在工作中要树立自信心，要有过硬的护理技能，对重症患者要心中有数，要懂得语言技巧与艺术，加强言语心理素质的培养，言语要有逻辑性，思维要敏捷，给患者以安全和信赖感。

5）要善于观察患者的反应，与患者接触时要注意语言态度，掌握患者的心理状态，还要有高度的预见性。

6）应工作主动、操作敏捷、熟练掌握基本的生命急救技能，必须接受过正规护理专业教育。

2. 急诊科护理人员的工作质量要求

1）急诊科护理工作对急诊患者采取分科就诊、集中抢救、集中观察的护理方式。

2）对于急诊观察的患者，应给予相应的专科护理观察，以便及时发现病情变化，采取急救措施。

3）协调各专科问题，维持良好的患者就诊环境，使工作秩序化、规范化，严防交叉感染。

4）对重大灾害事故，造成很多人受伤的要能迅速组织护士，承担院前现场救护或院内集中抢救工作。

5）建立完整的护理规章制度和各种抢救工作程序，使一切工作有章可循，利于急救的正常进行。

6）严格无菌操作，无菌操作合格率 >90%。

7）急诊患者就诊、检查、治疗、抢救环节，必须紧密衔接，争分夺秒。

8）定期进行抢救定位工作训练，每年进行 1 次急诊护士工作达标考核。

9）做好各种护理文件书写，为病例分析和护理科研提供可靠的基本资料。

10）应与医生密切配合，服从统一指挥，以尽快挽救患者的生命。

（二）急诊科护理人员的职责

1. 急诊科护士长的职责

1）在护理部主任和急诊科主任领导下，负责急诊科护理行政管理及护理业务技术

管理工作。

2）负责急诊科护理人员工作排班，制订工作计划，检查护理质量和服务质量，总结经验。

3）督促检查护理人员配合医生做好急诊抢救工作及医嘱执行情况，加强急诊观察室的管理，做好各种护理资料的记录和交接班工作。

4）督促护理人员认真执行各项规章制度和技术操作规程，对成批和重大抢救要亲自参加并指导护理人员进行工作，严防差错事故的发生。

5）加强对护理人员的业务技术训练，提高急诊抢救的技术水平。

6）督促检查各种急救药品、器材的准备工作，按定量、定点、定位放置，并经常检查、补充、消毒、更换。

7）负责抢救器材和被服、用品计划、清领和报销工作。

8）督促医、护、工做好隔离消毒工作，防止交叉感染，保持诊室内外清洁、整齐、安静、有秩序的工作环境。

2. 急诊科护士的职责

1）在急诊科护士长领导下进行工作。

2）做好急诊患者的检诊工作，按病情决定优先就诊，有困难时请示医生决定。

3）急诊患者来诊，应立即通知值班医生，在医生未到以前，遇特殊危急患者，可行必要的急救处置，随即向医生报告。

4）准备各项急救所需用品、器材、敷料，在急救过程中，应迅速而准确地协助医生进行抢救工作。

5）经常巡视观察室患者，了解患者病情、思想和饮食情况，及时完成治疗及护理工作，严密观察与记录留观患者的情况变化，发现异常及时报告。

6）认真执行各项规章制度和技术操作常规，做好查对和交接班工作，努力学习业务技术，不断提高分诊业务能力和抢救工作质量，严防差错事故。

7）准备各项急救所需药品、器材、敷料。

8）护送危重患者及手术患者到病房或手术室。

五、急诊科相关制度及人员编制

（一）急诊科相关制度

1. 急诊科工作制度

1）急诊科必须常年24小时应诊。医护人员必须明确急救工作的性质、任务，严格执行首诊负责制和抢救规则、程序、职责和技术操作规程。

2）值班护士不得离开急诊接待室。急诊患者就诊时，值班护士应立即通知有关科室值班医生。同时，进行一定处置（如测体温、脉搏、血压等），并登记姓名、性别、年龄、住址、来院准确时间、工作单位等项目。值班医生在接到急诊通知后，应立即接诊，处理患者。

3）临床科室应选派技术水平较高的医生担任急诊工作。轮换时间不得少于6个月。实习医生和实习护士不得单独值急诊班。进修医生须科主任同意后，方可参加值班。

4）急诊科各类抢救药品、器材准备要完善，有专人管理，应放置固定，并经常检查，及时补充更新、修理和消毒，保证抢救需要。

5）对急诊患者要有高度的责任心、同情心。及时、正确、敏捷地进行救治，严密观察病情变化，做好各项记录。危重患者应在急诊科就地组织抢救，待病情稳定后再护送至病房。对需要立即进行手术的患者，应及时送手术室进行手术。急诊医生应向病房或手术医生直接交班。任何科室或个人，不得以任何理由或借口拒收急、重、危患者。

6）遇成批患者的重大抢救，需立即报请分管院领导、医务处（科）、护理部、门诊部。有关领导应亲临现场组织抢救。凡涉及法律、刑事、纠纷的患者，在积极救治的同时，要及时向有关部门报告。

2. 预检分诊制度

1）急诊预检分诊工作必须由熟悉业务、责任心强的护士担任。

2）预检护士必须坚守工作岗位，临时因故离开时必须由护士长安排能胜任的护士替代。

3）预检护士应热情接待每一位前来就诊的患者，简要了解病（伤）情，重点观察体征，进行必要的初步检查及化验并记录，尽量予以合理的分诊。遇有分诊困难时，可请有关医生协助。

4）根据病情轻重缓急，优先安排病情危重者诊治。急救患者一般先抢救后挂号。

5）对危重、急救患者，一面予以紧急处理，一面及时通知有关医护人员进行抢救。

6）遇有严重工伤事故或成批伤患者时，应立即通知科主任及医教部（医务处），组织抢救工作。对涉及刑事、民事纠纷的患者，应及时向有关保卫部门报告。

7）掌握急诊就诊范围，做好解释工作，对婴幼儿及老年患者可酌情予以照顾。

3. 急诊抢救制度

1）急诊抢救需各有关科室支持时，必须及时与积极给予保证；患者需转入病房时，要及时收容，严禁推托；抢救科室有呼救权和转诊权。

2）参加抢救的医护人员要严肃认真、紧张而有秩序地工作。由主管医生和护士长组织抢救，必要时科主任或院领导组织有关科室共同进行抢救，各级人员应听从指挥，既要明确分工，又要密切协作。

3）抢救工作中遇有诊断、治疗、技术操作等方面困难时，应及时请示上级，迅速予以解决。一切抢救工作要做好记录，要求及时、准确、清晰、扼要、完整，而且必须注明执行时间。

4）医护人员要密切配合，完成自己所担负的任务。口头医嘱要求准确、清楚。尤其是药物的使用，如药名、剂量、给药途径与时间等，护士要复述一遍，避免有误，并及时记录于病历上，抢救后应补开处方。

5）患者经抢救后，如病情平稳，应由护士护送到观察室、病房或手术室继续治疗。病情不允许搬动者，应留在急诊监护室监护治疗。

6）对已住院治疗的急诊患者，要定期进行追踪随访。

4. 抢救工作制度

1）病情危重须抢救者方可进入抢救室。

2）各科抢救工作应由科主任、科护士长负责组织和指挥，对重大抢救工作需根据病情提出抢救方案，并立即呈报院领导。

3）医护人员应保持严肃、紧张、积极而有序的工作态度，分秒必争去抢救患者。

4）参加人员必须全力以赴，明确分工，紧密配合，听从指挥，坚守岗位，严格执行各项规章制度。

5）抢救器材及药品必须完备，做到四定：定人保管、定量储存、定位存放、定时清点，用后及时补充，班班交接。

6）参加抢救人员必须熟练掌握各种抢救操作技术，以保证抢救的顺利进行。

7）严密观察病情，准确及时地记录用药时间、用药剂量、用药方法及患者的临床表现。

8）严格执行无菌操作，遵守各项护理程序。

9）严格交接班制度和查对制度。

10）口述医嘱，在执行前必须复述。所用药品的空安瓿必须暂时保留，经两人核对后方可弃去。

11）抢救完毕，应及时清理物品，进行消毒处理。

5. 急诊观察制度

1）已明确诊断，尚需短期治疗和暂时住院困难的急诊患者可收留观察室。

2）各科急诊值班医生和护士，根据病情进行密切的观察与治疗。凡收入观察室的患者，一切治疗必须有医嘱，并按要求及时填写病历。

3）值班医生与护士要主动地巡视患者，并做好记录和病情报告，对病情平稳的患者每班至少要查房2次，危重患者随时巡视，按时治疗，精心护理与严格交接班。

4）主治医生每日查房1次，及时修订诊疗计划，提出治疗意见，并随时应召参加抢救或咨询。科主任每周查房1次。

5）留院观察时间一般在3～5日，观察患者离室时应进行出院指导，办理离室手续，患者离室后清洁消毒床旁桌，整理更换床单位用品等。

6. 首诊负责制度

1）凡第1个接待急诊患者的科室和医生为首诊科室和首诊医生。

2）首诊医生发现涉及他科或确系他科患者时，应在询问病史、进行体检、写好病历并进行必要的紧急处置后，才能请有关科室会诊或转科，不得私自涂改科别，或让患者去预检处改科别。

3）凡遇多发伤、跨科疾病或诊断未明的患者，首诊科室和首诊医生应首先承担主要诊治责任，并负责及时邀请有关科室会诊，在未明确收治科室前，首诊科室和首诊医生应负责到底。

4）如需转院，且病情允许搬动时，由首诊科医生向医教部（医务处）汇报，落实好接收医院后方可转院。

5）涉及两科以上疾病的患者的收治，可组织会诊或由医教部（医务处）协调解决，各科室均应服从。

7. 急诊监护室工作制度

1）监护室是危重症患者的抢救场所，室内需要保持清洁、肃静，非有关人员未经批准不得入内。

2）监护室的急救仪器、监护设备要按操作规程使用。操作前要熟悉仪器性能和注意事项，用后要整理完毕并放回原处，关掉电源。

3）贵重仪器要建立使用登记卡，遇有故障速报护士长及科主任，并通知专业人员检修。

4）严格按医嘱对危重患者执行监护。监护过程中，认真详细填写监护记录，发现病情变化及时报告医生。

5）监护人员在工作时必须集中精力，不得擅离职守，如需暂时离开必须有人替换。

8. 出诊抢救制度

1）凡接到所承担区域内呼救信号时，应由急诊科派出救护车奔赴现场抢救。

2）抢救车内应配备抢救箱、必要的抢救仪器，有条件的应有心电监测装置。出诊医生、护士、担架员随车出诊。

3）根据患者情况就地抢救或在运送途中抢救。

9. 救护车使用制度

1）救护车专供抢救运送人使用，不得调做他用。

2）救护车一般由医务部或急诊科调度。司机要轮流值班。

3）救护车平时停放于急救科附近，做好检修保养和必要的消毒工作，保证及时使用。

4）要建立车辆出车登记制度，每次出车均应将出车地点、开车时间、到达时间、到院时间、公里数、耗油等登记清楚。

5）救护车外出救护应按标准收费。

（二）急诊科人员编制

根据各医院急诊任务的轻重及医院人员总编制情况确定急诊科的编制。一般专职、兼职人员包括：主任、副主任、主治医生、住院医生（出诊医生）；护士长、护师、护士（出诊护士）；卫生员、会计、司机、担架员、安全保卫人员及有关医技科室人员。

六、急诊科的工作任务、特点和范围

（一）急诊科的任务

1. 急诊

这是急诊科的基本任务。急诊医疗主要是院内日常的急诊、急救工作，即立即组织人力、物力对来急诊科的危及生命的急危重症患者进行争分夺秒地抢救，以维持患者的生命，并防止并发症及稳定病情；对不影响生命而发病急速的患者进行早期、认真、细致的诊察和治疗，使其早日康复，防止病情加重或恶化。

2. 急救

根据卫生行政领导部门赋予的任务，承担一定区域（或地段）内呼救患者的现场抢救和运送途中救治或根据急救中心的指令，临时担负辖区外的紧急出诊或参加各种意外事故、突发性灾害的现场急救工作。

3. 培训

建立健全各级各类急诊工作人员的岗位职责、规章制度和技术操作规范，培训急诊医学专业医生和护士，加速急诊人才的培训。

4. 科研

开展有关急诊病种病因、病程、机制、诊断与治疗、护理质量和护理管理等方面的研究，寻找规律，提高急救工作水平。

七、急诊科的工作特点

1. 病情危重，危及生命，变化急骤，及时有效的救治往往是抢救成功的关键。

2. 制订各种应急救治的预定方案，随时做好抢救的准备。

3. 就诊患者病种复杂，常需涉及各科室病种，因而要有高效能的指挥组织系统和协作制度，多数患者是急诊就诊，易造成交叉感染，要严格执行无菌操作规程和消毒隔离制度。

4. 工作紧张、繁忙、责任重大，在抢救的过程中要有高度的责任心和一定的应急能力。

5. 抢救物品、药品要定点放置，专人保管，定时更换、消毒、补充。做好急诊室的管理工作。

八、接诊范围

（一）内科

1. 呼吸、心搏骤停。

2. 各种危象。

3. 急性心力衰竭、心肌梗死、心绞痛、严重心律失常。

4. 急性发热，体温（腋下）在38℃以上及中暑者。

5. 急性呼吸困难、发绀、窒息。

6. 急性内出血，如大咯血、呕血、便血等。

7. 急性炎症，如重症肺炎、急性胰腺炎、急性脊髓炎等。

8. 昏迷、晕厥、抽搐、癫痫发作、休克。

9. 脑血管意外，高血压脑病。

10. 各种中毒，如食物中毒、药物中毒、气体中毒等。

11. 重症血液病。

（二）外科

1. 急腹症。

2. 各种创伤，如脑、胸、腹、四肢等部位的切割伤、刺伤、撕裂伤、烧伤以及新鲜骨折，急性扭伤、动物咬伤、电击伤等。

3. 急性感染，如败血症、手指（趾）感染、急性乳腺炎等。

4. 急性泌尿系疾病，如急性尿潴留、血尿。

（三）妇产科

1. 阴道流血

如流产、功能性子宫出血、产前产后大出血、宫颈癌大出血、前置胎盘、葡萄胎等。

2. 急性腹痛

如异位妊娠、卵巢囊肿蒂扭转、黄体破裂、子宫破裂等。

3. 急性损伤

如外阴及阴道外伤、子宫穿孔等。

4. 急性发热

如产褥感染、急性附件炎等。

5. 急产、难产

早期破水、脐带脱垂等。

（四）小儿科

参照内科，尚有：

1. 急性呕吐、腹泻伴脱水。

2. 突起剧烈腹痛。

3. 新生儿体温不升。

（五）五官科

1. 外伤

如眼的擦伤、挫伤、烧伤、口腔颌面部外伤、下颌关节脱臼等。

2. 急性炎症。

3. 出血

如大量鼻出血、眼内出血等。

4. 误入异物。

（六）皮肤科

急性皮炎、荨麻疹、带状疱疹、蜂蜇、急性过敏性疾病。

（七）其他

自缢、淹溺、电击伤、烈性传染病可疑者。

（秦军丽）

第十一节 重症监护室的管理

一、重症监护室的基本概念

重症监护室（ICU）意为加强监护单位、加强监护病房或加强医疗科，是医护人员应用现代化医疗设施和复杂的临床监测技术，将人力、物力和重症与大手术后的患者集中在一处，进行精细监测和强有力治疗与护理的场所。患者在 ICU 内，由受过特殊训练的医护人员进行管理，用较完善的电子装置和血液、生化检查等进行监测，可得到高质量的治疗和护理，比在一般条件下更易康复。ICU 的建立，在提高危重患者的治愈率和降低死亡率方面发挥了重要作用，已成为临床医学进展和衡量医院现代化的重要标志。由于 ICU 卓有成效的工作，促进了基础医学、临床医学和医用电子学的发展，而且已发展成为一门新兴的临床医学学科，即危重症医学（CCM）。

早在 19 世纪 50 年代南丁格尔在克里米亚战争期间，就提出尽可能把需要紧急救治的重伤员集中放置在靠近护士站的地方，并提出手术后应将患者放在与手术室邻近的病室内，待患者恢复后再送回病室。虽然这是从实践中提出的简朴的认识，但却是麻醉恢复间乃至 ICU 的先驱。经过 100 多年发展，特别是近 40 年来几代人的共同努力，一门新兴的跨学科的学科已经形成。

我国自 20 世纪 80 年代初开始建立 ICU。北京协和医院在 1982 年设立了第一张 ICU 病床，1984 年正式成立了作为独立专科的综合性 ICU。解放军 304 医院也借助全军创伤中心的优势于 1985 年成立了综合性 ICU。目前，ICU 的规模，精密的监护治疗仪器的配置质量，医护人员的专业救护水平及临床实践能力，已成为一所医院、一个国家急救医疗水平的主要标准。我国卫健委也将医院建立急诊科和 ICU 作为医院等级评定的条件之一。

ICU 分为综合性 ICU 和专科性 ICU 两种类型。综合性 ICU 是医院内唯一跨学科集中人力、物力对各科危重症患者集中监测、治疗和护理的场所。综合性 ICU 不仅相对地节省人力、物力，也符合 ICU 的特定目的。专科性 ICU 为各专科设置的 ICU，承担收治本科危重患者的任务。按重症监护对象所属科别分为内科 ICU、外科 ICU、神经内科 ICU、神经外科 ICU、儿科 ICU、新生儿 ICU、妇产科 ICU 等。依据重症患者主要病变部位和性质分为呼吸 ICU、心脏病 ICU、肾病 ICU、血液病 ICU、代谢病 ICU、神经系统疾病 ICU、烧伤 ICU、中毒 ICU、创伤 ICU 等。专科性 ICU 有利于医护人员熟悉本专业，对患者可做到更好地观察和处理，患者转送也较方便。近年来，有些发达国家的 ICU，已从综合性逐渐向专科性 ICU 转化。

ICU 的任务是运用危重症医学理论，采纳一切最先进的手段，中断疾病的发展，维护全身器官的正常功能和内环境的稳定，从而争取尽可能提高存活率和生存质量。

ICU 的收治对象为各临床科室的危重患者，包括呼吸、循环等重要器官和（或）代谢有严重功能不全或可能发生急性功能衰竭，随时可能有生命危险的患者。但是，并不是所有的危重患者都有收容指征，无原则地扩大收容范围，意味着不能确保那些真正可以从 ICU 获益的危重患者的收容和救治。具体包括以下各种患者：

1. 创伤、休克、感染等引起的多系统器官衰竭的患者。

2. 急需行心、肺、脑复苏及复苏后的患者。

3. 多发伤、复合伤患者。

4. 急性物理、化学因素致伤性危急病症，如中毒、溺水、触电、蛇或虫咬伤和中暑等患者。

5. 急性心肌梗死、严重心律失常、急性心力衰竭、不稳定型心绞痛患者，在无 CCU 时，可收入综合性 ICU 监测救治。

6. 大手术后需监测救治的患者。

7. 严重水、电解质、渗透压和酸碱失衡的患者。

8. 甲状腺、肾上腺、胰岛和垂体等内分泌危象患者。

9. 各类大出血、突然昏迷、抽搐、心力衰竭、呼吸衰竭等各系统器官衰竭的患者。

ICU 人员编制国内外尚未统一规定，但鉴于各类危急患者救治工作量大，治疗手段繁多，操作技术复杂，知识面要求广，故医护人员配备要超过一般内、外科。参阅有关资料提出，综合性 ICU 以 10 张床为便，医生需 10~15 名，护士长 1 名，护士按其与床位数之比为（3~3.5）:1，需要 30~35 名，否则不易达到 ICU 监测和治疗要求。

ICU 的负责医生应每天查房，决定治疗和监护方案，专职医生及值班医生负责执行。ICU 医生应有广泛的生理、病理和药理知识，熟悉各器官衰竭的诊断和正确处理方法。护士长负责 ICU 的管理工作，包括安排护理人员工作、检查护理质量、监督医嘱执行情况及做好各种记录等。护士是 ICU 的主力，承担监测、护理、治疗和急救任务，故除了应熟悉一般临床护理技术外，尚需具备特殊监测技术和紧急处理的能力。此外，ICU 还应配有专门人员负责仪器的保养和维修。在发达国家，ICU 工作人员还包括物理治疗医生、呼吸治疗医生、药师、营养师、社会学工作者、秘书等。

二、重症监护室设置

（一）重症监护室模式

各医院根据自己的条件、任务和需要，建立不同模式和规模的 ICU。

分科不细的综合医院应建立综合性 ICU，综合性 ICU 是全院性质，其收治对象不分内、外科或其他专科，只要是病情危重的患者都可以收治，这种类型的 ICU 适合中、小型医院。我们国家因为财力有限，提倡以成立全院性综合 ICU 为主，这样既可以把有限的仪器和受过专门训练的危重症医学、护理学人才集中在一起，又能使危重患者得到全身的加强治疗护理，从而避免医护人员因为本专业、本学科知识的局限，忽视了对患者全身性改变的总体认识。

条件较好的医院可建立各专科 ICU，如急诊 ICU、创伤 ICU、神经外科 ICU、心脏外科 ICU、呼吸科 ICU、肾脏 ICU、新生儿 ICU 和冠心病监护病房（CCU）。

（二）重症监护室规模

1. 重症监护室的设置

1）位置：ICU 的位置应与患者来源最多的科室相邻近，以缩短患者的转运时间。

2）床位要求：ICU 的房间布局有两种类型，一种是中心型的环形结构，中心监测台在中间，四周分隔成小房间，每间房的墙壁用玻璃隔开；另一种是周围型的长方形结构，房间面积比普通病房大，护士监测站在中间，对面一排是病床。ICU 内每张床的占地面积比普通病室要大，保证能容得下各种监护仪而且便于医生、护士操作。病床应易于推动，以能使患者有多种卧床方式的多功能病床为佳。床头应配备中心供氧、中心负压吸引、压缩空气等装置。ICU 床位数要根据医院总的床位数或某一部分或病区有多少患者需要监护来确定。一般综合医院可占总床位数的 1%～2%，最多 12 张。ICU 每个单元最好设 2～4 张床，床边有多插头电源板，每张床配备一台多功能床边监护仪和一台人工呼吸机。现代化的 ICU 病床单位设计日趋向独立单元发展，且尽可能减少地面上物品堆集，以方便临床抢救护理工作的开展。

3）中心监护站：中心监护站的设计原则，应在护士站即能直接观察到所有病床，护士站内应有中心监测显示仪、电子计算机，病历柜内有各种监护记录本、药物储存柜、联系电话等。

4）计算机网络监护系统：根据情况选择由 6～10 台床边监护仪组成的网络监护系统，中心监护台置于护士中心监护站，床边监护仪应安装在墙壁的适当位置，既利于护士操作、观察，又保证患者不易碰及。

5）闭路电视监控系统：中心监护站尽可能安装较大屏幕显示器，各室内安装转式搜寻器，可同时监控多个患者动态，以利于全面观察、护理。

2. 仪器设备

除普通病室所备仪器之外，ICU 尚需备有多功能监护仪、中心监护仪、床边监护仪、闭路电视监控系统、呼吸机、除颤器、起搏器、心肺复苏机、输液泵、心电图机、床边 X 线机、血气分析仪，以保证顺利完成各种监护及抢救任务。

3. 监测和治疗条件

ICU 应具备的监测和治疗条件包括：①有专业医护人员负责危重患者的收入、转出与 24 小时连续监测和紧急处理；②有进行心肺复苏的设备和技术条件；③连续的心电监护，直流电复律和心脏电起搏等；④血流动力学监测，包括中心静脉压、动脉压、肺动脉压、肺动脉楔压和心排血量监测；⑤呼吸监测；⑥血气、电解质、肝功能、肾功能、心肌酶等测定的综合实验条件；⑦辅助呼吸机治疗；⑧胃肠外高营养导管的放置和维持；⑨透析治疗条件；⑩应用输液泵进行药物滴注治疗；⑪体外反搏及主动脉内气囊反搏的设备和技术。此外，ICU 内每个床头均应设氧气装置、负压吸引器、压缩空气等管道装置，要有多插头电源和可移动的床头灯等设施。

三、重症监护室组织管理与病室管理

（一）重症监护室组织管理

危重患者的救治成功率是衡量一个医院医疗水平的重要指标。由于 ICU 集中了全院最危重的患者，因此，从院长到每一个专业医务人员都要十分关注 ICU 的建设和发展。医疗行政的主管部门应该特别关注全院危重患者的流向，专科与 ICU 患者危重程度、数量的比例，制定相应政策，促使危重患者正常地输送到 ICU。

对 ICU 的组织管理大致分为 3 个层次：

1. 战略管理

战略管理应由医院的最高领导层决定，包括 ICU 的工作性质、建设规模和经费投入。

2. 组织管理

组织管理的主要目的是保证实施战略管理的有效性和高效率。结合我国的实际情况，这一层次的职能部门应该是医疗行政主管部门，如医教部（医务处）或医政科，其具体工作是负责 ICU 与各专科的协调以及对 ICU 的保障。

3. 战术管理

战术管理由 ICU 主任和护士长实施完成，如制订 ICU 工作的阶段规划、年度计划，组织实施日常医、教、研和行政管理工作。

衡量组织管理工作的好坏，主要有两个指标：一是预算投入与产出效益的比值，即要用较少的资源投入而获得较大的社会和经济效益。对此，要排除那种以营利为目的的商业性活动，并以完成 ICU 的目标为前提。因此，第二个指标就是减少危重患者的死亡率和各种严重并发症的发生率。

（二）重症监护室的病室管理

1. 探视管理

ICU 病室内无家属陪住。患者进入 ICU 后，可留下家属电话号码，有情况随时可与家属联系。设计现代化的 ICU，其外常有一圈玻璃窗与走廊，在家属休息室有闭路电视可以观察 ICU 病区内患者情况，因而可减少因探视给 ICU 病区带来污染及对正常医护工作的干扰。

2. 感染控制

ICU 收治患者病情危重，自身抵抗力和保护能力均较差，给治疗及护理工作带来极大困难。同时，由于 ICU 患者流动性大，常会随着患者的转出而造成医院内的感染流行。因此，ICU 内的感染控制是一个很重要的问题。

1）严格管理制度：如严格控制流动人员的管理制度。

2）严格护理操作：控制交叉感染。

3. 常规更衣制度

专科医生及进修生、实习生应穿专用隔离服；接触患者应戴套袖，ICU 护士必须穿专用隔离服，所有装饰物品一律不应佩戴；探视、来访人员进入 ICU，应穿隔离服，并更换专用拖鞋或鞋套。探视时间，每个患者只允许两名探视人员，12 岁以下儿童一般谢绝探视。如患有感冒、咽炎的探视人员拒绝进入 ICU。

4. 严格的无菌操作

在 ICU 内进行的操作都要严格遵循无菌操作原则，如气管切开、留置导尿管、动静脉插管、鼻饲等。ICU 内的工作人员每半年至 1 年应定期体检，防止各种交叉感染，每月做空气培养 1 次。ICU 内的病室需每日湿扫、吸尘，使用消毒剂擦地。单间 ICU 病室，应使用独立空调、空气过滤装置，而不应加入医院总建筑中央空调，防止交叉感染。

5. 合理使用抗生素及消毒剂

慎用广谱抗生素，防止菌群失调，安全使用抗生素，必须要有细菌培养及药敏试验指导用药。

（三）重症监护室工作程序

1. 接收患者入重症监护室

ICU 转入患者，必须经 ICU 专科医生确诊认可后方可转入。转入时，应由 ICU 医生陪同，ICU 护士要掌握患者的诊断、治疗、病情发展及转入目的，准备相应的床单位和物品。患者进入 ICU，即要进行基本体检，并给予基础监护。

1）基本体检：检查患者神志、意识如何，回答问题是否正确、肢体活动是否正常。测生命体征如瞳孔对光反射、血压、脉搏、呼吸、体温。观察周围循环、皮肤色泽、有无压疮。观察呼吸状态，了解最近一次水和电解质、血糖、血气分析结果。检查静脉通路，掌握用药情况。各种管路是否通畅、引流液量及颜色，单位时间流出量等。了解药物过敏史、专科护理要求和患者心理状态。向患者及家属介绍主管医生、责任护士、交代病室环境和探视管理制度。

2）基础监护：即持续的胸前综合导联，心电图示波，做全导联心电图，测生命体征；吸氧，保持气道通畅；建立静脉通路；导尿并保留导管；抽血做血 K^+、Na^+、Cl^-、血糖、血肌酐、尿素氮检查和血液气体分析；重新检查并固定所有管道；并做护理记录。

2. 医嘱处理原则

ICU 医生根据患者病情权衡各脏器功能状况，参考原专科医生意见开出医嘱，患者病情有变化时，随时更改。医嘱要由每个患者的责任护士进行处理和完成。

（四）重症监护室工作制度

监护病房应有一套完整的工作制度，方能保证监护工作质量和水平，如监护病房工作制度、观察记录制度、物品管理制度、仪器使用及管理制度、交接班制度、查房制度、病历书写制度、各级人员职责及岗位责任制度、陪护人探视制度、消毒隔离制度等。

四、重症监护室的人员及工作管理

（一）重症监护室护士条件

ICU 中危重患者多，随时可能发生危及生命的病情变化，而护士是最直接的观察者，当患者病情突变时，要求能通过及时准确的诊断和处理以挽救患者生命；加之 ICU 现代精密的科学仪器的使用对护士提出了更高的要求；ICU 护士应为本学科中技术最全面、应变能力最强、在临床实践及护理科研方面起重要作用的专职监护人员，其筛选应十分严格。

ICU 护士标准：

1. 有为重症监护工作献身及开拓精神和良好的护士素质。

2. 有一定的人体健康与疾病的基础生理、病理知识。

3. 有广泛的专科护理知识、丰富的实践经验。

4. 熟练的护理技术操作，熟练掌握心电监测、急救技术、急救药物的应用，掌握心、肺、脑、肾、肝等功能监测，紧急情况下能与医生密切配合准确进行各种抢救。

5. 善于创新、独立思考，对病情观察细致，应用逻辑思维善于发现问题、总结经验。

6. 肯学习、善钻研，接受新事物能力强，工作细致耐心，操作敏捷。

7. 能独立按照护理程序完成危重患者的整体护理，正确书写护理病历。

（二）重症监护室工作要求

1. 观察技术

对危重患者护理质量的高低与护士观察能力密切相关。急危重症患者因病情危急，护士不可能在收集到所有临床资料后再制订护理计划，而必须根据患者病情和生命特征的变化及时做出判断，采取合理的护理措施，并详细记录。

2. 急救技术

急救成功的首要条件是及时抢救，在紧急情况下，必须在几秒内采取措施才能挽救患者生命，如严重心律失常的处理，初期复苏，气管插管，准确使用除颤器和人工呼吸机等。

3. 基础护理

ICU 内患者不能自理，对环境的适应能力差。因此，护士必须做好基础护理工作，如口腔护理、皮肤、眼睛、呼吸道、各种引流管道护理，以防止各种并发症的发生；还必须创造良好的监护环境，保持室内湿度、温度适宜，空气新鲜，环境清洁、安静。

4. 与患者思想交流的技巧

ICU 内，因各种原因失去语言能力的患者，思想交流受到阻碍，护士必须学会应用各种方式与患者进行交流，运用各种手段如笔写、手势、会意等，通过观察患者的表情、注视方向、手势、反应，准确理解患者的要求，并能做出相应的回答，以使其安心；对意识清醒、语言交流正常的患者，要注意语言交流的艺术，每次治疗、操作前加以解释、说明，以消除因环境生疏、无陪护人员造成的心理紧张，并取得患者的信任与合作。

5. 与患者家属交流的技巧

ICU 护士必须注意患者家属的需要和作用，详细耐心地将患者病情、预后及需要家属配合的问题向家属说明，并及时向家属介绍病情进展情况，以取得家属合作，同时认真做好危重患者的基础护理也是取得家属合作的重要方式。

6. 与其他部门合作

要很好地完成 ICU 监护工作，还必须取得其他各科室的通力合作，因此，还必须加强与院内其他各科室之间的联系，建立良好的人际关系，互相合作，取得各科室的支持。

7. 独立运用护理程序,完成患者整体护理

ICU 内护理程序的运用对护士提出更高的要求,由于病情迅速而复杂,要求护士迅速通过观察了解病变情况,迅速做出诊断,及时采取措施,并及时记录,完成护理病历书写,及时对护理效果做出评价。

五、重症监护室的评估系统

ICU 以严密的生理监测和先进的治疗手段为特色,因此需要配备各种监测和治疗设备,以便有力地促进危重患者救治能力的提高。但同时也产生了一系列问题,其中最突出的是经济上不堪重负。此外,ICU 特殊的环境,包括某些监测和治疗方法也并非对所有患者都绝无风险。因此,制订能够较真实地反映患者病情严重程度的评估系统,不但在医学角度上有此需要,而且也有助于资源的合理配备。

(一) 关于患者病情严重性的评估

如急性生理和慢性健康评估(APACHE)和简化急性生理评分(SAPS)等。这些系统能对患者病情的严重性进行较全面的评估,有助于临床制订加强治疗的水准。同时,也能对预后进行粗略预测,为不同医疗单位和治疗方法的比较和评定提供统一标准。

(二) 关于重症监护室人力配置的评估

如治疗干预评分(TISS)等。这些系统根据不同 ICU 和不同的患者种类,提出人员配备和合理方案,从而达到既避免人力资源浪费,又防止由于人员不足而导致 ICU 的有效性下降。

(三) 关于投入与产出、效益的评估

如耗资—益处分析(CBA)和耗资—效果分析(CEA)等。

我国危重病医学起步晚,ICU 建设尚缺乏规范化,因此学习和运用这些评估系统是十分重要的。1992 年,中华创伤学会创伤评估组首先倡议在国内创伤 ICU 中使用 A-PACHE Ⅱ 系统,相信这一倡议将开创在中国 ICU 内使用规范化评估系统的先河,对危重病医学的发展和 ICU 的建设起到有益的促进作用。

六、重症监护室的监护内容

ICU 的监护内容大致可分为基本监测项目与系统监测两大类。前者以生命体征为主要监测内容,可以从整体上动态观察患者的生命状态以及致病因素的损伤范围、疾病的危险性,后者用于了解各系统、脏器的受损程度和病理生理变化。危重患者进入 ICU 后,应在急救的同时,立即进行基本项目的监测,其内容包括体温、脉搏、呼吸、血压、心电图、血常规、尿常规、血电解质、胸部 X 线片等。根据病情的需要增加系统监护的项目,系统监护主要是对呼吸系统、循环系统、泌尿系统等功能指标的监测。ICU 能够监测的项目很多,设备日益先进,患者的医疗支出费用也相应地增加。因此,应根据病情的需要,对监护项目进行有针对性地选择应用。

（一）一般监护

1. 稳定情绪

对清醒患者，医护人员应通过观察了解患者心情，向患者解释每次监测的目的及对患者的有利作用，以消除其紧张和恐惧。并以良好的语言和服务态度、严谨的工作态度、细致周到的基础护理和生活护理取得患者和家属的信任，让患者尽快适应新环境。除病变的性质对生命造成直接或潜在的威胁外，生疏的环境、环绕患者床边复杂的仪器设施、繁多的监测治疗也常常造成患者紧张不安、心理失衡，从而间接威胁患者生命。

2. 进一步了解病情

通过必要的病史询问和体格检查，迅速全面地了解病情，对患者存在的主要问题和重要脏器功能状态做出初步判断，明确护理诊断，制订、实施护理计划，完成护理记录，书写护理病理。

3. 监测

根据病情决定常规的生命体征和特殊监测项目及监测频度，按时监测、准确记录。

4. 基础护理

由于 ICU 取消陪护人员且危重患者需卧床或绝对卧床休息，因此，基础护理、生活护理一定要及时到位，如口腔护理、皮肤护理、雾化吸入、饮食、大小便。并根据情况适当鼓励和协助翻身、拍背、做四肢活动，以防止并发症发生。

5. 饮食

根据病情需要确定饮食方式和饮食种类，不能进食者适当选择胃肠外营养。

6. 记录出入量

准确记录出入量，保持体液平衡，每 6～8 小时记录 1 次，并计算 24 小时总量，并及时调整。

7. 完成各种实验室检查

包括常规血、尿、大便检查，血电解质，肝、肾功能，血糖等。

8. 根据病情定期进行必要的心电图检查和床边 X 线检查。

9. 根据病情随时决定给氧方式、浓度、流量；静脉通路情况、输液量、速度，危重患者最好使用静脉留置针输液及静脉三通建立多通道输液，既可避免反复穿刺及穿刺困难影响抢救，又可减轻患者痛苦和心理紧张，同时也减轻护理人员的工作负担。

10. 严密观察病情变化，判断分析病变原因，及时采取处理措施。

（二）加强监护

1. 体温监测

危重患者要定时测量体温（腋温或肛温），持续监测中心温度和四肢皮肤温度并适当对比，可协助观察病情危重程度、并发症的发生和外周循环情况。

2. 心血管系统监护

心血管系统监护包括心电监护及血流动力学监护。心电监护能反映心肌细胞电活动的指标，为危重患者常规的监测，对认识心律失常或传导障碍、心肌损害或心肌梗死及电解质失衡等很有帮助。因 ICU 危重患者心血管功能状态的信息主要来源于通过应用气囊漂浮导管行血流动力学的监测。1970 年 Swan 和 Ganz 首先成功地使用气囊漂浮导管行右心插管测量肺动脉楔压，从而对左心功能状况的判断有了突破性发展。

3. 呼吸系统监护

正常的呼吸是维持生命及机体内外环境稳定的重要生理活动之一。其功能障碍，将不同程度地影响患者的生命状况，使趋于恶化和病死率增高。为危重患者行呼吸监护是判断其呼吸功能状况，防治并发症和评估预后的必要手段。

呼吸系统监护包括呼吸形式、血气分析及呼吸功能监测。监护中注意观察呼吸节律、频度、幅度、胸式或腹式呼吸、困难程度和性质以及体位改变对呼吸的影响等，注意有无烦躁不安、意识模糊等缺氧和二氧化碳潴留的表现，对临床出现的哮喘性呼吸、紧促式呼吸、浮浅不规则呼吸、叹息式呼吸、蝉鸣性呼吸、鼾音性呼吸、点头式呼吸、潮式呼吸、深快式呼吸等异常呼吸形式，要了解其临床意义。血气分析是肺功能监测中的最重要手段，通气效果评定和机械通气调节最终应以血气分析为依据。此外，呼吸功能监测对正确估计病情和掌握病情演变、及时发现异常情况和给予适当处理、指导合理氧疗和正确使用呼吸器、判断治疗效果和估计疾病预后以及在防止和减少并发症等方面均有重要意义。

4. 神经系统监护

神经系统监护包括意识状态、瞳孔大小及对光反射、对疼痛刺激的反应、其他各种反射、脑电图及颅内压监测等。应用肌肉松弛剂的患者，应监测肌张力恢复的情况。

5. 肾功能监护

肾功能监护对确定危重患者的肾功能、维持液体平衡及循环功能都有密切的关系。估计肾功能、液体平衡及循环功能状态，监测尿液率是一项十分重要的资料，故需插留置导管连续观察分析尿量及尿质的变化。包括血、尿生化，肌酐和尿素氮的测定，尿比重，尿酸碱度，尿蛋白定量分析及代谢废物清除率，每小时及 24 小时尿量的监测等。

6. 水和电解质平衡与代谢监护

水和电解质平衡与代谢监护包括 K^+、Na^+、Cl^- 测定、24 小时水和电解质出入平衡的计算及摄入量、氮平衡、血糖、血浆蛋白、血清乳酸及胶体渗透压等监测。

7. 血液系统监护

血液系统监护以检查血红蛋白、红细胞比容、白细胞计数和分类、血小板计数等为基本监测。出凝血机制监测，包括试管法凝血时间和血栓弹力图、鱼精蛋白副凝试验（3P 试验）、纤维蛋白原半定量和优球蛋白溶解时间等。

8. 肝功能监护

肝功能监护包括血胆红素、白蛋白、球蛋白、血谷丙转氨酶及球蛋白的絮状试验等。

9. 胃肠系统监护

胃肠系统监护包括胃液 pH 值测定及大便潜血试验。

10. 细菌学监护

细菌学监护包括各种可能感染部位的细菌学检查，有指征时及时送检。

（三）监护指标

不同性质的监护，需要不同的监测指标。监测指标一般分三类：生理监测指标、生化监测指标和感染监测指标。

1. 生理监测指标

体温、心率、呼吸节律、心电活动、中心静脉压、动脉压、肺毛细血管楔压、心排血量及尿量等。

2. 生化监测指标

血气分析、肌酐、酶等，有时也可包括血红蛋白、红细胞比容以及凝血和抗凝血指标的监测。

3. 感染监测指标

对气管插管、各类导管引流物和伤口分泌物的细菌培养以及对环境、器械的细菌培养监测。

七、重症监护室的监护技术

（一）计算机网络监护技术

1. 构成

计算机网络监护技术包括床旁监护仪、中心监护台、中心显示系统、彩色显示系统和热显示系统、打印机及各种监护软件。一个中心监护台可配 4～10 个不等的床旁监护仪。

2. 工作原理

通过感应系统如热敏电阻、电极、压力传感器、探头等接收来自患者的各种信息，经过导线输入到换能系统放大并进一步计算和分析，最后显示或输出到中心台，必要时打印信息资料。

3. 操作与维护

1）准备：危重患者进入 ICU 确定使用监护后，依次完成以下工作，接通主机电源，通过中心监护台依次键入患者姓名、性别、年龄、种族、身高、体重、工作单位等有关资料，校正监测日期、时间，调整适当荧光屏辉度及对比度，调节图形的比例和位置排列，调整合适的脉冲、报警及按键的音量。

2）床边机的安装与联结：正确安装导联线并妥善固定，防止打节、折断，包括心电导联线、氧饱和度、体温等，有或（和）无创血压、有创压力等导联线；正确安置电极，一般选择 5 个电极，安放电极前要用乙醇或温水清洗皮肤，电极的安放位置不同，可显示不同的监测内容及结果；监测血氧饱和度时，可选择任一指、趾端，指甲不能过长以免划破感应器窗面；皮温探头平面紧贴皮肤，妥善固定，以防滑脱；血压袖带捆绑位置要松紧适宜，接口连接紧密，进行有创压力监测及其他项目监测时各管道连接正确。

3）参数监测：可同时选择各项参数，常选择关键或量变的参数显示于主屏幕上，每个参数均需上下报警线。

（1）基本参数监测的设置：不做呼吸机监测、颅内压监测、有创压力监测及脑电图监测的患者可设置以下常用的参数：

心电监测：心电监测可进行心率、心律监测、P－QRS－T 及心律失常分析，首先要选择合适的导联，监测心率的肢体导联多选 Ⅱ 导联；观察 ST－T 改变选择胸导联。心率报警上下限设置在 60～100 次/分，可及时发现窦性心动过缓或过速。

心律失常和起搏器监测：心律失常的报警等级分为 3 种。①威胁生命的报警，机器发出两下尖锐的声调。②严重心律失常报警，机器发出持续的高频报警声音。③劝告性报警，机器发出持续的低频报警声音。威胁生命的心律失常多为停搏、室性心动过速、加速性室性自主心律等，此种报警只要打开主机电源，报警即处于激活状态；其他心律失常如心房颤动、配对期前收缩、期前收缩二联律、多形期前收缩、房性期前收缩、室性期前收缩，它们的报警储存功能需要临时设置；遇到安装起搏器的患者要选择特殊功能键如起搏心律。

特殊情况下的心电监测：①外科手术时使用电刀或电凝止血，会干扰正常的心电信号。②安装起搏器的患者，心电信号会受起搏器脉冲信号的影响。③经皮电神经刺激治疗时，外来电信号会影响正常心电信号。④选择 P－QRS－T 较典型的导联，如果将 P 或 T 波较高大的导联作为心率监测，监护仪可能将实际的心率加倍。

呼吸监测：利用呼吸的周期改变导致血流变化，引起阻抗改变而计算呼吸频率，一般设置在 16～22 次/分，显示屏可同时显示呼吸频率和波形曲线，呼吸监测易受各种因素影响，如导联线脱落或患者活动、心搏周期、胸壁动度、电极位置等，故其设定界限可稍宽。对意识不清患者，需设置窒息报警时限，一般定为 30 秒。

温度监测：包括体表温度和中心温度，体表温度多选择指、趾末端，正常体表温度应在 32℃左右，体表温度过低常表示周围循环不良或心排血量过低。

无创血压监测：袖带固定时要压准动脉位置，监护仪充放气期间应避免实施其他指令。测压有手控和自动设定二种方式，测压结果常受袖带位置、松紧度、患者体位、肢体状态影响。

血氧饱和度：探测器感应窗应对准指腹，并定期更换手指，以免某一部位长期受压影响血供。监测时可同时显示氧饱和度及曲线图，正常为 95%～98%，低于 70% 即出现发绀。

脉率监测：脉率监测易受外因影响导致假脉率出现，监测期间，患者须保持安静。

（2）特殊参数的监测：①呼吸机参数监测。②二氧化碳分压测定。③气体分析法呼吸频率监测。④有创压力监测。⑤心排血量和血温监测。⑥脑电图监测。

4）维护：应由专人负责保管，做好三级保管工作，经常与厂家专职技术人员联系，切勿擅自打开机盖或机壳。如果使用或保养不当会出现以下常见故障：①反复开闭电源使机器使用寿命缩短。②电压不稳导致信号失真或击穿集成电路块。③碰撞仪器导致图像消失或图像移位。④机器内部潮湿或进水导致电流短路。⑤各联线脱落或松动拆线导致信号输送消失。⑥机器散热条件不佳烧坏导线和集成电路块。

（二）闭路电视监控系统

1. 构成

闭路电视监控系统由摄像镜头、录像机、多画面分割器、主控机、显示屏等组成。

2. 功能

1）通过此系统对患者动态进行连续性观察。

2）护士在中心监护站可同时观察到多个患者情况。

3）通过录像机将特殊患者及重要抢救情况录制下来，可作为教学、科研资料，供有关人员参考分析。

3. 操作

接通电源，依次打开主机、监视器；在主机云台区选择合适画面，画面选择方式分为自动收集和手控调节；主机镜头区调节画面清晰度、大小及远近；根据患者情况可进行多画面或重复画面选择监控观察，必要时设置录像。

4. 维护

设专人管理，保持系统清洁干燥、防尘，非专职人员不得任意打开机器，使用中保持散热良好，停用时将电源插头拔下。

八、重症监护室的感染管理与控制

ICU 收治患者来源广，病情危重，自身抵抗和保护能力均较差，随时处于发生感染的危险之中。而一旦感染，则会加重原发病，使病情恶化、复杂，给治疗及护理工作带来极大困难。同时，由于 ICU 患者流动性大，如果忽视感染的管理与控制，就有可能造成在医院内的感染流行。因此，ICU 内的感染控制是一个很重要的问题。

（一）感染源

ICU 内主要感染菌为细菌、病毒、真菌。由于大量广谱抗生素的使用，医院感染菌株已由革兰阴性菌取代了革兰阳性菌，ICU 主要的感染菌属为假单胞菌属和肠道细菌，如铜绿假单胞菌、克雷伯菌、大肠杆菌、变形杆菌。目前认为，假单胞菌属是造成感染的首要原因。

（二）感染途径

ICU 患者感染途径主要分为内源性感染和外源性感染。内源性感染是指患者在入 ICU 以前已经发生的感染或在病情严重时，由于肠黏膜屏障作用减弱而导致的感染。外源性感染或医源性感染是由于 ICU 环境差，室内空气中细菌指数超标或治疗时操作不严格以及与医生、护士、来访者的接触而发生的感染。

（三）感染的原因

1. 不同病种与不同感染部位的危重患者集中在 ICU 治疗、护理，是发生感染的基础因素。

2. 各种先进的有创监测技术造成的侵袭性感染日益增多，使侵袭性成为感染的直接原因，如监测用的气囊漂浮导管、中心静脉压导管、动静脉测压导管、各种人工气道、呼吸器的使用、透析、导尿等。

3. 危重患者集中、护理人员缺乏、工作繁忙，多个患者的治疗由一名护士连续完成，使感染成为可能。

4. 大量、多种广谱抗生素的使用，造成大量耐药菌株在医院内流行，是造成院内感染的重要原因。

5. 长时间、大范围手术，器官移植和免疫抑制剂的应用，化学治疗（简称化疗）及放射治疗（简称放疗），多脏器功能损害造成抵抗力和自我保护下降，发生肠源性感染。

6. 由于经济条件所限，不能按规定使用一次性治疗护理用品或重复使用的物品消毒不彻底造成感染。

（四）控制感染的管理与措施

1. 为了最大限度地控制感染，ICU 的感染管理必须从基础设施抓起。首先应重视病房的设计，如工作人员与患者，消毒物品与污染物品分道运行，还应设置空气调节净化装置，病房应划分隔离区、保护性隔离区和普通病房，设备用具放置简洁，两床间距应在 1 m 以上，以降低尘埃和飞沫造成的交叉感染，每床上方应有紫外线灯，病房内还应配备紫外线强度测试仪、微生物采样器、紫外线强度指标，消毒液浓度试纸及各种消毒用品，以便进行消毒工作及感染监测。

2. ICU 的医护人员，应有较强的预防感染的意识，了解和掌握感染监测的各种知识和技能，并且能自觉执行各种消毒隔离制度，医护人员出入病房前后要严格更衣、沐浴，穿专用的隔离衣，戴工作帽，换工作鞋。在接触患者、各种技术操作前后、护理两个患者之间、处理大小便器之后、进入或离开监护病房时，均应洗手，并严格消毒液泡手制度。在保障有效治疗护理的前提下，尽可能地控制人员流动，减少较多人参加的大查房活动次数。住在隔离病房和保护性隔离病房的患者应谢绝家属探视，普通病房的患者家属也只能通过专门通道隔窗探望。病房入口安装层流装置。病房和整个病区都要有良好的通风，尤其在病房内应安装空气净化通风装置，使泵入的经过滤的新鲜空气略大于大气压 0.3 ~ 0.5 mmHg*，保证空气的单向流动。其次，病区内应定期清扫和消毒。

3. 严格护理操作，控制交叉感染。ICU 内医护人员在接触每一个患者前后认真洗手仍然是最重要的防止感染扩散的措施，单纯使用肥皂洗手仍有局限性，还应建立常规消毒液泡手制度，以尽可能地控制医源性的感染。严格无菌操作，熟练掌握各种操作技术，减少因各种侵入性治疗造成的感染。严禁在家属探视时进行技术性操作，如吸痰、雾化吸入等。

4. 加强危重患者口腔护理、皮肤护理，鼓励、协助患者咳嗽、排痰，以减少肺部感染。

5. 合理使用抗生素，可在做细菌培养及药敏试验后选用抗生素。

6. ICU 各项监测结果应认真记录、存档，以备日后对感染管理情况与监测结果进行分析、小结、总结，发现问题及时解决。

（李惠君）

---

* 1 mmHg≈0.133 kPa。

第十二节 血液透析室的管理

血液透析室简称血透室，是利用血液透析的方式，对因相关疾病导致慢性肾衰竭或急性肾衰竭的患者进行肾脏替代治疗的场所。通过血液透析治疗达到清除体内代谢废物，排出体内多余的水分，纠正电解质和酸碱失衡，部分或完全恢复肾功能。是各级医院大内科为了治疗慢性肾衰竭或急性肾衰竭而设置的一个临床科室。

血液透析室主要开展各种血液透析技术项目，如血液透析、血液滤过、血液透析滤过、血液灌流、单纯超滤、可调钠透析、序贯透析、无肝素透析、体外肝素化透析、腹膜透析、腹水回输、持续性血液净化治疗等。

血液透析机大致可以分为血液监护警报系统和透析液供给系统两部分。血液监护警报系统包括血泵、肝素泵、动静脉压监测和空气监测等；透析液供给系统包括温度控制系统、配液系统、除气系统、电导率监测系统、超滤监测和漏血监测等。其工作原理是：透析用浓缩液和透析用水经过透析液供给系统配制成合格的透析液，通过血液透析器，与血液监护警报系统引出的患者血液进行溶质弥散、渗透和过滤作用；作用后的患者血液通过血液监护警报系统返回患者体内，同时透析用后的液体作为废液由透析液供给系统排出，不断循环往复，从而达到治疗的目的，完成整个透析过程。

血液透析的目的在于替代肾衰竭所丢失的部分功能，如清除代谢废物，调节水、电解质和酸碱平衡。其基本原理有弥散、渗透、对流和超滤。透析时溶质、水分的交换构成血液透析时清除毒素、清除水分、补充必要物质的理论基础。尿毒症患者血中的小分子物质如肌酐、尿素氮、钾等向透析液内扩散；透析液内的离子钠、氯等离子和血中浓度相同，所以，在膜内外仍保持平衡；透析液内的碱基、钙离子等则向血中扩散，从而达到清除毒素，纠正电解质紊乱和酸中毒的目的。

血液透析临床主要适用于急性肾衰竭、慢性肾衰竭、药物中毒、毒物中毒、鱼胆中毒、蛇毒中毒、高钾血症、肺水肿、代谢性中毒症、疑难危重症等。因此，血液透析是感染管理和护理管理的重点部门。

一、血液透析室建筑要求与布局

血液透析室应当包括透析治疗区、水处理区、治疗区、候诊区、接诊区、库房和患者更衣室等基本功能区域。各功能区域应当合理布局，区分清洁区与污染区，清洁区包括透析治疗区、治疗区、水处理区和库房等。

医护人员和患者更衣区应当分开设置，根据实际情况建立医护人员通道和患者通道。医护人员进入清洁区应当穿工作服、换工作鞋，对患者进行治疗或者护理操作时应当遵循医疗护理常规和诊疗规定。

血液透析室应当配备符合规定的透析机、水处理装置、抢救基本设备、供氧装置、中心负压接口或可移动负压抽吸装置、双路供电系统和通风设备。

血液透析室应该设立隔离治疗间或隔离区域，配备专门的透析操作用品车，对乙型肝炎患者进行隔离透析，医护人员相对固定。

二、血液透析室的人员管理

血液透析室应当满足透析患者，配备足够数量、经过卫生行政部门指定机构不少于6个月的透析专业培训并考核合格的医护人员。

独立建制的血液透析室应当至少配备3名执业医生，并实行三级医生负责制；设置在相关科室内的血液透析室，其医生可由相关科室统一安排，应当有至少1名主治医生负责血液透析室的日常工作。

血液透析室护士的配备应当根据透析机和患者的数量以及透析环境等合理安排，每名护士负责操作及观察的患者应相对集中且数量不得超过4个。

血液透析室护士应当熟练掌握血液透析机及各种血液透析通路的护理和操作，严格执行各项操作规程，定期巡视患者及机器运作情况，做好相关护理记录。血液透析室应当建立并严格执行消毒隔离制度、透析液及透析用水质量检测制度、相关诊疗技术规范和操作规程、设备运行记录与检修制度等。

血液透析室应当建立规范合理的透析诊疗流程，制定严格的接诊制度，实行患者实名制管理。

血液透析室应当为透析设备建立档案，对透析设备进行日常维护，保证透析机及其他相关设备正常运行。

血液透析室使用的医疗设备、医疗耗材、医疗用品等应当符合国家标准，并按照国家相关规定进行使用和管理。

血液透析室应当建立良好的医患沟通渠道，按照规定对患者履行告知手续，维护患者权益。

三、血液透析室的环境与物品管理

血液透析室应当保持空气清新，光线充足，环境安静，符合医院感染控制的要求。

1. 清洁区应达到《医院消毒卫生标准》中规定三类环境的要求。

2. 清洁区应当每日进行有效的空气消毒。

3. 每次透析结束应更换床单、被单，对透析间内所有的物品表面及地面进行消毒擦拭。

四、血液透析室感染监测

1. 血液透析室应当建立医院感染控制监测制度，包括环境卫生学监测和感染病例监测，分析原因并进行整改，如存在严重隐患，应当立即停止收治患者，并将在院患者转出。

2. 根据设备的要求定期对水处理系统进行冲洗、消毒，定期进行水质检测，确保符合质量要求。每次消毒和冲洗后测定管路中消毒液残留量，确定在安全范围。

3. 血液透析室应当建立透析液和透析用水质量监测制度

1）透析用水每月进行 1 次细菌培养，在水进入血液透析机的位置收集标本，细菌菌落数不能超出 200 cfu/ml。

2）透析液每月进行 1 次细菌培养，在透析液进入透析器的位置收集标本，细菌菌落数不能超过 200 cfu/ml。

3）透析液每 3 个月进行 1 次内毒素检测，留取标本方法同细菌培养，内毒素不能超过 2 eu/ml。

4）自行配置透析液的单位应定期进行透析液溶质浓度的检测，留取标本方法同细菌培养，结果应当符合规定。

5）透析用水的化学污染物情况至少每年测定 1 次，软水硬度及游离氯检测至少每周进行 1 次，结果应当符合规定。

（周仁彦）

第十三节　静脉用药调配中心的管理

静脉用药调配中心（简称静配中心）是医疗机构静脉用药集中调配部门，是药学部门的重要组成部分。静配中心承担静脉用药医嘱审核干预、加药混合调配、用药咨询及参与静脉输液使用评估等药学服务，为临床提供优质可直接静脉输注的成品输液。静配中心由医疗机构药学部门统一管理。医疗机构药事管理与药物治疗学委员会和药事管理质控组织负责监督和检查。加强静配中心的建设和管理，培养药学专业技术人员，确保技术操作规范的落实和成品输液质量，可提高合理用药水平，保障用药安全和医疗质量。

一、静脉用药调配中心建筑、设施与设备要求

1. 静配中心筹建或改建应当建立预审制度。成立由主管院长牵头、药学专业技术人员为主的筹建组，负责制订项目建设与设计方案、选址论证，评估承担设计和装修施工任务企业的资质等。由省级静脉用药集中调配质控专家组进行技术评估与指导，确保符合有关规定。

2. 静配中心应当设于人员流动少、位置相对独立的安静区域，并便于与医护人员沟通和成品输液的运送。设置地点应远离各种污染源，周围环境、路面、植被等不会对静配中心和静脉用药调配过程造成污染。

3. 不得设置在地下室和半地下室。洁净区采风口应设置在周围 30 m 内环境清洁、无污染的地区，离地面高度不低于 3 m。

4. 静配中心应当根据本医疗机构床位、日调配工作量设计其规模，并根据调配药品品种、外部环境状况等配置空调净化系统，使净化区内的有效通风以及温度、湿度控

制和空气净化过滤符合规范，确保净化区环境的质量要求。

5. 静配中心应当根据药物性质分别建立不同的送、排/回风系统。洁净间内的气流循环模式、送风口和排/回风口数量和位置应当满足不同洁净调配操作间对环境的需求。

6. 静配中心各功能区应当按各功能区的性质设置水池和上下水管道。各种水池设置的位置、尺寸大小应当适宜。在静配中心内不设置地漏、淋浴室及卫生间。

7. 面积要求

1）静配中心使用面积应与日调配工作量相适应

（1）日调配量1 000袋以下：不少于300 m²。

（2）日调配量1 001~2 000袋：300~500 m²。

（3）日调配量2 001~3 000袋：500~650 m²。

（4）日调配量3 001袋以上，每增加500袋递增50 m²。

2）洁净区面积应与设置的洁净台数量相匹配。

3）应设有综合性会议示教休息室，为工作人员提供学习与休息的场所。

4）上述面积不包括配套的空调机房面积。

8. 静配中心的设计和装修施工材料及其工艺应当符合消防要求，预留消防通道，配备消防设施设备、应急灯等。非洁净控制区和辅助工作区可设置喷淋系统和烟感探测器。洁净区内不设置喷淋系统，只设置烟感探测器。

9. 静配中心应当配置水平层流洁净台、生物安全柜、网络信息系统、医用冰箱等相应设备，水平层流洁净台和生物安全柜应当符合国家标准，且生物安全柜应当选用Ⅱ级A2型号。

10. 自动化设施设备应当符合国家相关部门制定的技术规范或行业标准，不得对成品输液质量造成影响。静配中心装修施工与材料选用应当严格按照有关规定执行。

11. 静配中心建设、装修施工完毕后，应当对洁净区的洁净度、噪声、温度、相对湿度及工作区域照明度等进行检测与现场验收，符合规定后方可投入使用。

二、静脉用药调配中心整体布局

静配中心各功能区的设置和面积应当符合相关规定，与其工作量相适应，并能保证洁净区、非洁净控制区和辅助工作区的划分与合理缓冲衔接。静配中心各功能区应当有适宜的空间摆放相应的设施与设备。洁净区应当包括调配操作间、一次更衣室、二次更衣室及洗衣洁具间；非洁净控制区应当包括普通更衣室、用药医嘱审核、打印输液标签、摆药贴签核对、成品输液核对与包装、配送和清洁间等区域；辅助工作区应当包括药品二级库、物料储存库、药品脱外包区、转运箱/转运车存放区、综合性会议示教区与休息室等。

三、静脉用药调配中心人员管理

1. 静配中心应当根据《医疗机构药事管理规定》和《二、三级综合医院药学部门基本标准》等规定，按照每人每日平均加药调配70~90袋/瓶成品输液的工作量，另行配备数量适宜、结构合理的药学专业技术人员和工勤人员。

2. 静配中心负责人应当由具有药学专业本科及以上学历、药学专业中级及以上药学专业技术职务任职资格并有药学调剂工作经验和管理能力的药师担任。负责用药医嘱审核的人员应当具有药学专业本科及以上学历、药师及以上药学专业技术职务任职资格，具有 3 年及以上静脉用药集中调配工作经验，接受过处方审核岗位专业知识培训并考核合格。

3. 负责摆药贴签核对、加药混合调配的人员，应当具有药士及以上专业技术职务任职资格；负责成品输液核对的人员，应当具有药师及以上专业技术职务任职资格。

4. 从事静脉用药集中调配工作的药学专业技术人员，均应当经岗位专业知识和技术操作规范培训并考核合格，每年应当接受与其岗位相适应的继续医学教育。与静脉用药集中调配工作相关的人员，每年至少进行 1 次健康检查，建立健康档案。对患有传染病或者其他可能污染药品的疾病及患有精神病等不宜从事药品调配工作的，应当调离工作岗位。

5. 药师是用药医嘱审核的第一责任人，应当按《中华人民共和国药品管理法》《医疗机构处方审核规范》等有关规定审核静脉用药医嘱，拦截用药错误、干预不合理用药，保障用药安全。

6. 药师在静脉用药集中调配工作中，应当遵循安全、有效、经济、适宜的原则，参与静脉用药使用评估，宣传合理用药知识，为医护人员和患者提供相关药物信息与咨询服务。

四、静脉用药调配中心质量管理

1. 静配中心应当建立健全规章制度、人员岗位职责和相关技术规范、操作规程，并严格执行落实。

2. 建立规范的档案文件管理制度，包括规章制度、工作流程、岗位职责；人员信息、健康档案与培训记录；项目设计文件、装修施工的合同、图纸、验收文件；仪器、设备设施等的合格证、说明书以及各项维修、维护保养记录；药品管理、调配管理与各环节质控工作记录；督导评估记录等。

3. 静配中心应当落实由药师审核用药医嘱的规定，可以通过相关信息系统辅助药师开展审核。药师应当充分运用药学专业知识与技能审核用药医嘱，经药师审核后，认为存在用药不适宜时，应当告知处方医生，建议其修改或者重新开具处方；药师发现不合理用药，处方医生不同意修改时，药师应当做好记录并纳入处方点评；药师发现严重不合理用药或者用药错误时，应当拒绝调配，及时告知处方医生并记录，按照有关规定报告。

4. 静配中心药师应当与临床科室保持紧密联系，了解各临床科室静脉用药特点、总结临床典型案例；调研、评估临床静脉用药状况；收集临床科室有关成品输液质量等反馈信息。

5. 严格遵守标准操作规程，做好清场、清洁和消毒工作。严格控制洁净区和非洁净控制区人员的进出。

6. 加强设施设备的使用、维护、保养管理。制定相关制度，开展设施设备的使用知识和洁净环境的检测方法培训。

7. 按照《医疗废物管理条例》有关规定，制定医疗废物管理制度，实行危害药品等医疗废物分类管理，做到分别包装放置、逐日清理，交由医疗机构统一处理。

8. 静配中心应当建立应急预案管理制度与处置措施，包括危害药品溢出，水、电、信息系统与洁净设备等故障及火灾等。

五、静脉用药调配中心监督管理

1. 省级卫生健康行政部门应当成立省级静脉用药集中调配质控专家组，专家组成员应当是药学专业技术人员，并具备以下条件：在静配中心工作 5 年以上；熟悉静脉用药集中调配工作模式与操作规范；具有高级药学专业技术职务任职资格。

2. 省级静脉用药集中调配质控专家组负责对辖区内医疗机构静配中心建设进行预审、评估；日常运行的技术指导；根据本指南及附件相关规定制定管理细则，进行督导评估；组织实施静配中心药学专业技术人员岗位培训。

3. 医疗机构应当配合卫生健康行政部门及其委托的静脉用药集中调配质控专家组开展静配中心质量评估与督导评估，不得拒绝和阻挠，不得提供虚假材料。

4. 省级卫生健康行政部门应当建立和完善静配中心考评制度和退出机制，根据省级静脉用药集中调配质控专家组督导评估结果，对不合格的静配中心要求限期整改，整改后仍不合格的，暂停其运行。

六、静脉用药调配中心感染管理

（一）洁净环境监测

按本规范进行日常维护的基础上，至少每 3 个月通过取样对不同洁净级别区域进行空气监测、物体表面监测，以评估洁净区域环境质量状况。

1. 空气监测

空气监测是连续测定不同洁净级别区域空气中微生物和尘埃粒子数量，评估空气质量，以保证洁净的环境状况。

1）空气中微生物监测

（1）监测方法：主要采用沉降菌监测法。

（2）仪器与材料：培养基、培养皿、恒温培养箱、高压蒸汽灭菌器等。

（3）静态采样法：在操作全部结束、操作人员离开现场后，净化系统开启至少 30 分钟后开始采样。

（4）最少采样点和培养基平皿数：在满足最少采样点数目的同时，还应满足最少培养基平皿数。

（5）采样点的位置：采样高度为距地面 0.8～1.5 m 位置；三点采用内中外摆放。

（6）培养基平皿摆放：按采样点布置图逐个放置，从里到外打开培养基平皿盖，将平皿盖扣放于平皿旁，使培养基表面暴露在空气中，培养基平皿静态暴露时间为 30 分钟以上。

（7）采样次数：通常每个采样点采样 1 次。

（8）采样结果检测：全部采样结束后，微生物培养、菌落计数与致病菌鉴别等应送至本院检验科完成，并出具检测报告。

（9）检测结果判定：每个检测点的沉降菌平均菌落数，应低于评定标准中菌落数规定的界限。若超过评定标准，应重复进行两次采样检测，两次检测结果都合格时，才能评定为符合。

（10）记录归档：包括检测选用的培养基、培养条件、采样人员、采样时间和检测结果的判定等。

（11）注意事项：①检测用具应进行灭菌处理，以保证检测结果的准确性；②采样前应仔细检查每个培养基平皿的质量，如发现变质、破损或污染的，应当剔除；③采样全过程应采取无菌操作，防止人为因素对培养基或培养基平皿的污染；④应在关键设备或者关键工作活动范围处增加采样点；⑤布置采样点时，应尽量避开尘粒较集中的回风口；⑥采样时，测试人员应站在采样口的下风侧，并尽量减少走动；⑦对单向流洁净台/室，培养基平皿布置在正对气流方向；对非单向流洁净室/区，采样口应当向上；⑧为排除培养基平皿因质量问题造成假阳性结果，在洁净区采样时，应同时进行对照试验，每次每个区域，取1个对照培养基平皿，与采样培养基平皿同法操作、但不打开培养基平皿盖，然后与采样后的培养基平皿一起放入培养箱内培养，结果对照培养基平皿，应无菌落生长。

2）空气中尘埃粒子监测

（1）监测方法：采用计数浓度法监测洁净区悬浮粒子，即通过测定洁净区内单位体积空气中含大于或等于某粒径的悬浮粒子数，以评定洁净区的洁净度。

（2）仪器：激光尘埃粒子计数器。

（3）采样点数目：对于任何小的洁净室或局部空气净化区域，采样点数目不得少于2个。

（4）采样点位置：采样点一般在离地面0.8 m高度的水平面上均匀布置；采样点多于5个时，也可以在离地面0.8 ~1.5 m高度的区域内分层布置，但每层不少于5个点。

（5）采样次数：对于任何小的洁净室或局部空气净化区域，总采样次数不得少于5次，每个采样点采样次数可以多于1次，且不同采样点的采样次数可以不同。

（6）采样量：不同洁净级别区域，每次最小的空气悬浮粒子采样量不同。

（7）采样时间：应在操作全部结束、操作人员离开现场后，开启净化系统至少30分钟后，开始采样。

（8）操作程序：使用测试仪器时，应严格按照说明书操作，并记录结果。

（9）结果判定：①判定洁净级别时，悬浮粒子数要求，一是每个采样点的平均悬浮粒子浓度应当不大于规定的级别界限；二是全部采样点的悬浮粒子浓度平均值的95%置信上限，应当不大于规定的级别界限。②洁净区悬浮粒子数。

（10）记录归档：包括测试条件、方法、状态以及测试人员、测试时间和测试结果判定等。

（11）注意事项：①在确认洁净室送风和压差达到要求后，方可进行采样；②对于单向流洁净室，粒子计数器采样管口应正对气流方向；对于非单向流洁净室，粒子计数器采样管口宜向上；③布置采样点时，应避开回风口；④采样时，测试人员应在采样口的下风侧，并尽量减少活动；⑤采样完毕后，应对粒子计数器进行清洁；⑥仪器开机、预热至稳定后，方可按测试仪器说明书的规定对仪器进行校正及检查采样流量和等动力采样头；⑦采样管口置于采样点采样时，在计数趋于稳定后，开始连续读数；⑧采样管应干净，防止渗漏；⑨应按照仪器的检定周期，定期对监测仪器进行检查校正，以保证测试数据的可靠性。

2. 物体表面监测

为控制污染风险，评估洁净区域物品洁净度质量状况，应每3个月对水平层流洁净台、生物安全柜等物体表面进行1次微生物检测。

1）仪器与材料：培养基、培养皿、恒温培养箱、高压蒸汽灭菌器等。

2）采样时间：一般采用静态检测，在当日工作结束、清洁消毒后进行。

3）采样方法

（1）擦拭采样法：用于平整规则的物体表面，洁净工作台采样可用5 cm×5 cm的标准灭菌规格模具板，将其放置于被检测物体表面，每一洁净工作台台面设置5个采样点。

（2）拭子采样法：用于不规则物体表面，如门把手等采用棉拭子直接涂擦采样，采样面积≥100 cm^2，设置4个采样点，用一支浸有无菌洗脱液的棉拭子，在规格板内横竖往返均匀涂擦各5次，并随之旋转棉拭子，剪去手接触部位后，将棉拭子投入10 ml含无菌洗脱液试管内，立即送检验科检测判定。

（3）压印采样法：亦称接触碟法，用于平整规则的物体表面采样，如生物安全柜、水平层流洁净台、推车、墙面等表面以及地面、橡胶手套和洁净服表面等，采样时打开平皿盖，使培养基表面与采样面直接接触，并均匀按压接触平皿底板，确保其均匀充分接触，接触约5秒钟，再盖上平皿盖，立即送检验科检测判定。

4）细菌培养：完成采样后的培养基平皿送本院检验科进行细菌培养，出具检测报告。

5）结果判定：擦拭或拭子采样法细菌菌落总数≤5 cfu/cm^2，未检出致病菌者为合格。压印采样法，菌落数限定值洁净度级别100级，地面设施表面、手套表面细菌菌落总数≤3 cfu/碟，洁净服表面≤5 cfu/碟；洁净度级别10 000级，设施表面≤5 cfu/碟，地面和手套表面≤10 cfu/碟，洁净服表面≤20 cfu/碟。

6）记录归档。包括检测条件、方法、测试人员、测试时间和检测报告等。

7）注意事项

（1）采集样本应当有足够的数量，且具有代表性。如洁净区可选择操作台、门把手等具有代表性的采样点。

（2）采样时，棉拭子应处于湿润饱和状态，多余的采样液可在采样管壁上挤压去除，禁止使用干棉拭子采样。

（3）接触碟法采样后，应立即用75%乙醇擦拭被采样表面，以除去残留琼脂。

（4）检测结果超过警戒限定值时，应分析原因，并进行微生物鉴定，调整清洁消毒方法，重新进行清洁消毒，然后再次进行取样检测。

（二）手监测

手监测主要是手卫生监测和手套指尖监测。

1. 方法同物体表面监测。

2. 结果判定：检测细菌菌落总数≤10 cfu/cm² 则为合格。

3. 注意事项

1）取样前，禁止接触75%乙醇等消毒剂，否则会造成假阴性结果。

2）压印采样法，调配人员双手或手套10个指尖都须接触琼脂接触碟，并在琼脂上留下轻微印痕，取样结束后，应当清洁双手或废弃手套。

3）检测结果超出限定值，则应分析不合格原因，检查双手消毒和穿衣程序、手套和表面消毒等是否规范、正确。

（三）设施、仪器设备检测与维护

应当按规范切实加强日常管理工作，执行落实设施、仪器设备维护保养制度，做好日常维护保养工作。

1. 洁净区仪器设备检测与维护

1）仪器设备应每年进行1次校正。

2）洁净区应每日至少进行1次整体的常规性巡视检查，以确认各种仪器设备与设施处于正常工作状态。

3）水平层流洁净台和生物安全柜应每年进行一次各项参数的检测，并根据检测结果进行维护和调整。

4）应定期检查水平层流洁净台预过滤器的无纺布滤材，并进行清洁消毒或更换。

5）水平层流洁净台高效空气过滤器应定期检测。生物安全柜下降风速偏离正常值范围或菌落数监测指标结果不达标时，应及时更换高效空气过滤器，并请具有此专业资质的企业协助完成，更换后再次进行检测，合格后方可使用。

2. 空气处理机组检测与维护

1）空气处理机组、新风机组应依据周围环境和当地空气质量状况制定定期检查制度。

2）新风机组风口滤网，每个月清洁1~3次。

3）初效过滤器，每个月检查清洁1次，2~4个月更换1次，如发现污染和堵塞应及时更换。

4）中效过滤器，每2个月检查清洁1次，3~6月更换1次，如发现污染和堵塞应及时更换。

5）末端高效过滤器，每年检查1次，使用2~3年更换，高效过滤器更换后应及时对洁净区进行洁净度检测，合格后方可投入运行使用。

6）定期检查回风口过滤网，每日擦拭回风口，每周清洁1次，每年更换1次，如遇特殊污染，应及时检查更换，并用消毒剂擦拭回风口内表面。

（四）工作记录与追溯

严格执行落实文档管理制度，做好文档管理与各项工作记录。对全体工作人员进行相关技术规范、规章制度、文档管理与工作记录等知识培训，明确各岗位职责和任务，确保每道工序与成品输液质量的可追溯性。

1. 工作记录的设置要求

1）工作记录封面应有记录文件名称、编号、科室名称、日期，同类工作记录封面应相同。

2）与本规范有关的各项工作、操作流程各个环节都应有相关记录，可以电子信息记录或相关表格记录，以保证质量控制和工作量，并确保可追溯性。

3）应备有外部相关科室和患者意见的信息记录。

2. 工作记录填写要求

1）工作记录书写应及时、完整、准确。数值有效位数的保留应当与标准相符，不得提前填写、事后补记或臆造。

2）不得撕毁或涂改工作记录。如发生书写错误，应在错误处画一横线，更正后签名，注明更改日期，并确保错误部分清晰可辨。

3）工作记录表内容应书写齐全，不得留有空格。无填写内容时，在空格中写"无"，书写内容与前一项相同时，不得用省略符号或"同上"表示，书写名称和时间应规范，不得简写。

4）对发生操作失误、数据偏差或其他异常情况的，应在"备注"或"异常情况"栏内说明真实情况。

3. 工作记录的检查与整理归档

1）静配中心质量检查员应每日监督检查工作记录书写情况，对记录中存在异常、错误，应及时指出并督促更正。

2）工作记录审核完成后，由专人整理登记并妥善保管。如需要查阅时，应经静配中心负责人同意。

3）工作记录应按周、月、季、年集中连续性分类整理归档，以确保查询追溯。

4）对采用电子信息保存的工作记录，应采用硬盘或其他存储方法进行备份，并应设置有电子信息归档后，不得再进行修改的安全保障功能，以确保工作记录的安全性。

5）用药医嘱单保存，应按照《处方管理办法》规定执行，应有专人负责保存、销毁或删除，并有专人监销，书写销毁、删除记录。

6）静配中心负责人应定期召开质量评估会，记录、总结、优化或改进不足，建立持续质量改进措施。

（五）应急预案管理与处置操作规程

1. 基本要点

1）静配中心应建立应急预案，包括危害药品溢出，水、电、信息系统与洁净设备等意外事故及火灾等。

2）静配中心应配备与处置各项应急意外事件相匹配的物品、工具设备。

3）全体人员应按照各项应急预案进行培训和模拟演练，熟练掌握相关应急预案处置流程和处理措施，确保各项预案的可行性。

4）对发生的意外事件应查明原因，汲取教训，制定改进措施，并做好记录。

2. 危害药品溢出应急预案

1）危害药品溢出一般可分为注射用药液或粉末溢出。

2）静配中心应配备溢出处理包，由专人负责，定期检查维护，便于随时取用。溢出处理包应备有纱布、无纺布、吸水纸巾、海绵、一次性防护服、工作鞋、手套、口罩、护目镜、专用垃圾袋，小铲子、镊子、剪刀，75%乙醇、含氯消毒液等。

3）溢出处置操作

（1）评估药液或药品粉末溢出的污染程度和范围：包括人员、场地、设施设备。溢出严重的应张贴警示标识，限制他人接近泄露区域。

（2）溢出物污染人员的处理：①脱去被污染的防护服，置于危害药品垃圾桶内；②被污染的皮肤区域，应用肥皂和清水彻底冲洗，如有皮肤被划破，除冲洗外应控制出血，并及时接受治疗处理；③如药液喷溅到眼睛，应先用0.9%氯化钠溶液或清水冲洗，并及时接受治疗处理；④清理溢出物时，应防止皮肤划破；⑤事后应做好记录及上报工作。

（3）溢出物处理：①溢出药液，依据溢出量，采用相应的物品吸附与控制溢出液，粉末状危害药品应用湿布覆盖，用小铲收集，再用纱布轻轻擦拭；②用小铲或镊子将玻璃碎片收集后放入利器盒中。

（4）清洁消毒：①根据被污染区域和溢出量情况，应先用水擦洗或冲洗，再用清洁剂擦拭、最后用含氯消毒液消毒；②如果是吸附性较强的危害药品，应选用适宜的溶剂再次擦拭消毒处理。

（5）被污染物的处理：①反复使用的物品用清洁剂擦拭，再用水清洗并消毒；②处理溢出物的一次性耗材与物品，应放置于黄色医疗废物包装袋中，并标注警示标记。

（6）记录归档：对危害药品溢出的药品名称、溢出量、处理过程、原因分析，以及溢出物对操作人员与环境的影响程度等，做好记录归档工作。

4）生物安全柜内危害药品溢出处理

（1）在生物安全柜内发生的危害药品输液袋/瓶破裂，按溢出处置操作流程处理。

（2）应重视以下环节的处置：①认真擦拭、消毒生物安全柜内表面，特别是凹槽处；②如果高效过滤器被污染，应依据污染的程度，采用擦洗消毒或更换过滤器。

（六）清洁消毒操作规程

1. 非洁净控制区

1）清洁

（1）清洁用品，如拖布、清洁布、清洁盆、地巾、水桶、毛刷、吸尘器、清洁剂等。

（2）调配工作结束后，应立即整理物品，清除非洁净控制区内遗留物及废弃物，地面用吸尘器吸取表面粉尘，用适宜的清洁用品清除污迹，若有特别污染物，可用清洁剂擦拭、用水擦洗至无泡沫。①每日清洁：工作台、地面；②每周清洁：门、窗、墙面等；③每月清洁：天花板、公用设施。

2）消毒

（1）消毒工具应选用微细纤维材料的清洁布、地巾、消毒剂等。

（2）推荐消毒剂有 75% 乙醇、250 mg/L 或 500 mg/L 含氯消毒液。消毒液制备应采用清洁并对含氯消毒液不产生影响的容器，按规定浓度加入消毒剂和水混合均匀，消毒液应使用前配制。

（3）消毒前，应先进行清洁工作。用消毒溶液擦拭消毒，停留 10~15 分钟，再用水擦去消毒液。①每日消毒：工作台、地面；②每周消毒：门、窗、墙面等；③每月消毒：天花板、公用设施。

3）辅助工作区如药品脱外包区、外送转运箱/转运车存放区、综合性会议示教休息室与非洁净控制区紧密相连，应持续保持清洁卫生，并应每月清洁消毒一次。

4）摆药筐每日用 250 mg/L 含氯消毒液浸泡 30 分钟，然后用清水冲洗干净，自然晾干。危害药品摆药专用筐单独浸泡冲洗。

5）外送转运箱、转运车每日用 500 mg/L 含氯消毒液擦拭消毒，停留 10~15 分钟，再用水擦去消毒液。

2. 洁净区

1）清洁

（1）清洁用品，如无纺布或其他不脱落纤维或颗粒物质的清洁用品、清洁不锈钢桶或塑料桶、清洁剂等。

（2）调配操作结束后，应立即清场，整理水平层流洁净台、生物安全柜，清除遗留物及废弃物。用适宜的清洁剂擦拭照明灯开关、工作台顶部，然后再从上到下清洁台面的两壁，最后清洁工作台面，用水擦洗至无泡沫。①每日清洁：工作台四周、座椅、所有的不锈钢设备，传递窗的顶部、两壁、台面，门框、门把手，废弃物桶，地面等；②每周清洁：门、窗、墙面等；③每月清洁：天花板、公用设施。

（3）清洁过程中，不得将清洁剂或水喷溅到高效空气过滤器上。

2）消毒

（1）消毒工具。无纺布或丝绸、清洁不锈钢桶或塑料桶、地巾。

（2）推荐的消毒剂。75% 乙醇、500mg/L 含氯消毒液。消毒液制备同前。

（3）消毒前，应先进行整理、清洁，再用消毒液擦拭消毒，停留 10~15 分钟后，用水擦去消毒液。

①每日消毒：a. 用 75% 乙醇擦拭消毒水平层流洁净台、生物安全柜风机、照明灯开关的按键、工作台工作区顶部，然后从上到下清洁工作台的两壁，最后擦拭工作台面；b. 选用适当的消毒液擦拭所有不锈钢设备、传递窗顶部、台面、两壁和门把手以及座椅、推车等；c. 用消毒液擦拭废弃物桶内外，医疗废物套上黄色垃圾袋，生活垃圾套上黑色垃圾袋；d. 用消毒液擦地面，不得留有死角。②每周消毒：门、窗、墙面等；③每月消毒：天花板、公用设施。

（4）消毒过程中，应防止将消毒液等液体喷溅到高效空气过滤器上。

3. 清洁工具的清洁、消毒

1）手工清洁用品。用于擦桌面、墙面的清洁工具，应用清洁剂清洗干净。用 250 mg/L 含氯消毒液或其他有效消毒液浸泡 30 分钟，冲净消毒液，干燥备用。

2）擦地面用清洁工具。清洗干净后，用 500 mg/L 含氯消毒液浸泡 30 分钟，冲净消毒液，干燥备用。

3）三个功能区以及洁净区内危害药品调配操作间清洁工具，应专区专用，清洗、消毒、分类存放。

4. 医疗废物处置

1）危害药品废物处理应在危害药品调配操作间内进行。成品输液进行双人核对后，废弃针头丢入利器盒；其他废物用黄色医疗废物包装袋单独包装扎紧，注明危害药品废物标识，按规定交由医疗机构统一处理。

2）普通药品废物，应在成品输液检查核对后，废弃针头丢入利器盒；其他废物用黄色医疗废物包装袋包装扎紧，按规定交由医疗机构统一处理。

（七）危害药品调配技术操作规范

为规范危害药品调配操作规程，确保成品输液质量，保障患者合理用药，防止调配操作人员职业暴露和环境污染，依据相关法规和《静脉用药调配中心建设与管理指南》，制定本规范。

1. 基本要求

1）基本操作应按照《静脉用药集中调配技术操作规范》"加药混合调配"项有关规定执行。

2）危害药品混合调配应与抗生素隔开，设置独立单元的调配操作间。

3）危害药品混合调配应选用Ⅱ级 A2 型生物安全柜。

4）从事危害药品混合调配的工作人员，还应接受危害药品特点、负压调配技术与调配实践技能培训。

5）从事危害药品混合调配的工作人员，根据各医疗机构具体情况进行岗位轮换，怀孕和哺乳期应暂停危害药品混合调配岗位工作。

2. 混合调配操作规程

1）调配操作前准备工作

（1）按《静脉用药集中调配技术操作规范》规定，启动调配操作间和层流工作台净化系统，并确认其处于正常工作状态。

（2）个人防护用品：除按《静脉用药集中调配技术操作规范》规定物品外，应配备溢出包，用于危害药品溢出处理。

（3）更衣操作注意事项

按照操作规程洗手更衣，戴 N95 型口罩、一次性帽子，穿鞋套、连体洁净服，防止皮肤与头发暴露，可在洁净服外再穿一次性防护衣。戴双层无粉无菌乳胶手套或者丁基乳胶手套，内层手套应戴在防护衣袖口内，外层手套应戴在防护衣袖口外，确保手套和防护衣之间没有手腕皮肤暴露。

连续工作时每 30 分钟应更换手套。操作过程中，出现手套破损或一次性防护衣被污染时，应立即更换。

用过的一次性防护衣、鞋套、口罩、帽子、手套等物品，应当按照医疗废物管理规定，在调配操作间内放入黄色医疗废物包装袋内，带出处理。包装袋达到 3/4 时，应当使用有效的封口方式扎紧。

3. 混合调配操作

按照《静脉用药集中调配技术操作规范》进行以下操作：

1）为防止危害药品污染台面，应在生物安全柜台面中央铺一块医用吸附垫。

2）调配操作前，应按输液标签核对药品名称、规格、数量、有效期和药品包装完好性，无误后方可进行加药混合调配。

3）按照用药医嘱，对非整支/瓶用量，操作人员应按实际用量抽取，并核对加药量的准确性。

4）危害药品加药调配、计算结果与实际抽取药液量，应有双人核对确认并签名。

5）混合调配操作，应严格执行负压无菌操作。

6）用注射器抽取危害药品、药液时，抽取药液量不宜超过注射器容量的3/4，且药液中不得出现气泡，以免影响吸取药液量的准确性。

7）调配完成后，将注射器与针头分离，废针头放入利器盒中。其他废物按照《医疗废物管理条例》有关规定处置。

4. 调配操作结束后

1）每组混合调配操作完成后，再次按照输液标签，核对药品名称、规格、用量、计算抽取药液量、使用注意等，准确无误后，操作人员和核对人员双签名或盖章，并再次清洁输液袋/瓶外表面和加药口，用专用密封袋单独包装密封，并注明"危害药品"标识后传出调配操作间。

2）清场、清洁、消毒同《静脉用药集中调配技术操作规范》要求。

5. 注意事项

1）药品接收

（1）运送危害药品包装及小包装应使用专用周转容器，并有"危害药品"标识。

（2）如有破损，按危害药品溢出应急预案处置。应妥善包装，再放置于专用周转容器中退还库房，做好记录。

2）药品储存

（1）对于危害药品，静配中心应按 B 类高警示药品的管理要求进行管理和储存，并有统一的高警示药品标识。

（2）应在专区或专柜单独安全储存，应每日清点，发现账物不符，立即查找原因、汇报结果，并做好记录。

3）审核用药医嘱

（1）应依照《静脉用药集中调配技术操作规范》"审核用药医嘱"有关规定执行。

（2）审核用药医嘱应特别关注以下几点：①审核选用药品与患者临床诊断是否相符，有无禁忌证。②应根据患者体表面积或肝肾功能计算药物剂量是否适宜。③对需要进行抗过敏预处理或水化、碱化治疗的，核查是否有相关预处理的用药医嘱。

4）核对输液标签

（1）药师应综合考虑药物稳定性、滴速、相互作用、用药顺序等因素，合理安排用药医嘱调配批次。

（2）输液标签，应有"危害药品"标识以及在临床使用时需要特别提示的注意事项。

5）补充药品与核对

（1）摆药区补充危害药品时，操作人员应戴一次性手套，拆除外包装。脱包后，西林瓶或安瓿表面应用蘸有75%乙醇的无纺布擦拭，以除去危害药品残留物。核对人员校对后，按有效期近期先用的原则上架。

（2）用过的无纺布和手套等，应按医疗废物处理规定处置。

6）成品输液发放与运送

（1）将包装好的成品输液，分病区、整齐放置于有"高危药品"标识的专用周转容器内，按照"成品输液发送操作规程"运送、与病区药疗护士交接。

（2）易产生泡沫的危害药品成品输液，应放置于单独容器内或单独运送。

（3）运送过程中需配备危害药品溢出处理包。

（鞠晓青）

第五章　护理风险与安全管理

第一节　护理风险概述

随着临床医学的发展和高新技术的应用，使护理工作的难度和风险提高，在护理工作中，影响患者康复因素、工作人员自身健康因素、医院感染危害因素等都可能成为护理工作中的风险因素。而实际工作中人们对护理过程中所存在的风险往往易忽视。如何提高护士的风险意识，采用有效的方法和手段降低医疗护理风险，保证患者安全，是所有护理管理者必须高度关注的问题。

一、护理风险的特征

（一）客观性

护理风险的发生往往不以人的意志为转移，它是客观存在的。护理风险发生与否、发生时间、发生情况、损失程度都受客观事物本身所处的内外环境因素影响。

（二）损失性

从狭义的风险来看，风险事故一旦发生，必然会给人们带来某种损失，然而对于损失的发生，人们却无法预料和确定。护理风险的存在，有可能使护理对象和医护人员受到伤害，影响医疗护理质量，甚至带来社会财富的损失和经济价值的减少。

（三）偶然性

首先表现在护理风险事件发生与否难以预测，其次指的是护理风险带来的后果的偶然性。即护理风险的发生及其带来的后果具有极大的偶然性、突然性、个体差异性。

（四）相对性

风险是相对的，风险的性质会因时空等各种因素变化而有所改变，同样的风险对于不同的主体有不同的影响。而人们对风险事件的承受能力因活动、人、时间的不同而变化。

（五）不确定性

不确定性主要表现在未来风险事件发生的时刻和概率、损失的大小和范围等的不能确定，还表现在风险可以因一定条件的变化而发生转化。

（六）可测性

单一风险的发生具有不确定性，但对总体风险而言，风险事故的发生是可测的，可以通过应用统计方法研究总体风险事故发生的规律性。因此，风险事故的可测性可以为风险管理提供科学的依据。

（七）社会性

风险的后果与人类社会的相关性决定了风险的社会性。护理风险发生，人们将遭受经济上的损失或身体上的伤害，组织将面临经营和财务上的损失。因此，护理风险具有很大的社会影响。

二、护理风险的基本要素

护理风险的基本要素包括护理风险因素、护理风险事故和护理风险损害。这三大要素相互作用，共同决定了护理风险的存在、发展和变化。

（一）护理风险因素

护理风险因素是指导致或促发护理风险事故的各种原因和条件，属于患者安全事故原因学的研究范畴。护理风险因素种类繁多，涉及面广，包括医疗产业、医疗机构、护理人员和服务对象（患者和家庭成员）等诸多层面中危及患者安全的各种因素或问题。因此，护理风险事故或患者安全事故的发生原因，可以追溯到医疗机构的行政管理缺陷、护理人员的护理失误以及患者和（或）家庭成员不配合或配合失误等问题，更有可能是患者个人的年龄、病情的复杂性和严重程度等因素。从医疗机构的患者安全和损失预防这两方面来看，护理风险因素可以划分为：①护理人员的不安全行为；②护理人员不安全行为的促发因素；③护理人员的故意侵权与犯罪行为；④医疗机构的系统性患者安全问题；⑤健康服务的产业性患者安全问题；⑥临床理论冲突。

（二）护理风险事故

事故是指系统运作过程所发生的某种非预期的变异结果。护理风险事故就是医疗机构的系统运作过程所发生的某种非预期变异结果，包括以患者遭受损伤为标志的各种患者安全事故和以患者权益遭到侵害为标志的各种侵权事件。

（三）护理风险损害

患者的事故性损伤，是护理风险事故发生与存在的标志。护理风险损害不仅限于患者的机体结构和生理功能的损伤后果，还包括患者及家庭的心理、社会和经济等各方面的种种不良后果和损失。也就是说，护理风险损害是在患者事故性损伤的基础上所发生的各种生活品质损害、生理功能损害、心理损害和经济损失等，包括患者的身体痛苦、各种残疾、植物人状态和死亡等生命健康损失；震惊、愤怒、精神痛苦、焦虑和抑郁，以及对康复结果的忧虑和对进一步治疗的恐惧等心理损害；工资损失、医疗费用支出和家属为了照顾残疾患者而耽误工作等各种经济损失；自理能力、家庭生活能力、工作能力、社交能力丧失等生活品质损失，以及由此导致的失业和婚姻破裂等严重的社会后果。

三、常见的护理风险不良事件

护理风险不良事件可以是任何未预期或不适的症状、体征、疾病，可能导致身体伤害，暂时与药物或医疗器械有关联，但不一定与药物或医疗器械有因果关系的事件。

（一）不良事件分级

1. 一级护理风险不良事件

一级护理风险不良事件是指已发生，造成患者组织器官损伤、残疾、死亡，或者导致患者功能障碍、病情加重、康复延迟的事件，或者下列情形之一者：

1）护理过错行为引发的有效投诉或纠纷。

2）医院感染暴发。

3）手术身份部位识别错误。

4）体内遗留手术器械。

5）患者因意外事件死亡。

2. 二级护理不良事件

二级护理不良事件是指已发生并增加了患者的痛苦，但对患者病情及治疗效果无影响的事件，并将事件对患者的伤害程度分为无伤害、轻度伤害、中度伤害和重度伤害。

3. 三级护理不良事件

三级护理不良事件是指隐患事件，是由于不经意或实时的介入，不良事件未真正发生或事件未涉及患者，或者是非护理行为造成的事件。如公共设施事件、医疗设备器械事件。

（二）不良事件分类

1 类，不良治疗：包括给药错误、输血错误、医疗感染暴发、手术身份部位识别错误、体内遗留手术器械、输液输血反应。

2 类，意外事件：包括跌倒、坠床、走失、烫伤、烧伤、自残、自杀、火灾、失窃、咬破体温表、约束不良。

3 类，医患沟通事件：包括医患争吵、身体攻击、打架、暴力行为等。

4 类，饮食、皮肤护理不良事件：包括误吸或窒息、咽入异物、院内压疮、医源性皮肤损伤。

5 类，不良辅助诊查、患者转运事件：含身份识别错误、标本丢失、检查或运送中或后病情突变或出现意外。

6 类，管道护理不良事件：含管道滑脱、患者自拔。

7 类，职业暴露：含针刺伤、割伤。

8 类，公共设施事件：包括医院建筑毁损、病房设施故障、蓄意破坏、有害物质泄露。

9 类，医疗设备器械事件：包括医疗材料故障、仪器故障、器械不符合无菌要求。

10 类，供应室不良事件：包括消毒物品未达要求、热源试验阳性、操作中发现器械包与器械物品不符。

（三）护理不良事件类型

护理不良事件的类型主要包括以下几个方面：

1. 患者在住院期间发生跌倒、用药错误、走失、误吸或窒息、烫伤以及其他与患者安全相关的护理意外。

2. 诊断或治疗失误导致患者出现严重并发症、非正常死亡、严重功能障碍、住院时间延长或住院费用增加等医疗事件。

3. 严重药物或输血不良反应。

4. 因医疗器械或医疗设备的原因给患者或医务人员带来的损害。

5. 因医务人员或陪护人员的原因给患者带来的损害。

6. 院内感染。

7. 门诊、急诊、保卫、信息等其他相关不良事件。

（王珍珍）

第二节 护理风险的识别

一、护理风险的因素

护理风险识别是对潜在和客观存在的各种护理风险进行系统连续性地识别和归类，并分析产生护理风险事故的原因，包括六个方面。

（一）患者因素

护理风险很大程度来自于患者本身，患者身体健康因素（对抗病痛、创伤的能力）、人体解剖因素（组织器官结构的变异）以及疾病综合因素（是否有其他疾病及合并症、并发症）等都会影响医疗行为的成功效果。另外，患者的经济能力和患者家属的决策等也是造成护理风险的重要患方因素。

（二）疾病因素

疾病的发生发展和转归都有一定规律，不以患者和工作人员的意志为转移。在疾病发生的早期，症状不明显，容易造成误诊。有的细菌在药物使用中造成耐药性，有的病理组织在药物使用过程中产生抵抗性，从而使药物变得无效。

（三）科学技术的局限性因素

目前现代医学科学虽然有了很大发展，但是由于人体的特异性和复杂性，难以完全预测，而这些情况的出现纯属于现代医学科学技术不能预见却又不能完全避免和克服的意外情况。如恶性肿瘤、艾滋病、狂犬病等，虽然对其病因研究比较透彻，但是仍然没有治疗上的良方。

（四）护理人员认知局限性因素

影响护理人员认知因素包括护理人员本身因素、身体因素、情绪因素、环境因素，也包括患者的情绪因素和疾病因素。护理人员认知局限的另一方面，是医学科学对某种疾病没有任何认识，可能某些疾病发生在特殊的条件下或特定的区域内，对于少见病和罕见病能够认识的护理人员极少。另外，检测手段的限制也是制约护理人员认知力的重要因素。

（五）医疗器械、药品、血液应用因素

护理过程中需要凭借现代医疗仪器设备、药品及其他医疗辅助物品才能充分诊治疾病。但本身也存在着对机体的损害和创伤，也存在着质量缺陷。

（六）管理因素

医院整体协调管理、人力资源管理、设备环境管理、安全保障制度建设等方面因素直接或间接对患者和护理人员造成损害。尤其是目前部分医院护理人员配置严重不足，造成护理负荷过重，工作不到位，随时都存在着安全隐患。

二、护理风险的识别方法

1. 要查询文献、报道，对照《医疗事故处理条例》，反思历年的质量问题和差错，收集院外护理纠纷的事件。

2. 收集患者不满意的信息和建议。

3. 与护士沟通优化护理工作流程。

4. 巡查患者，并向家属了解病情。

5. 考核护理人员能力。

通过上述方法，确定护理风险事件易发部位、环节和过程，明确患者安全上存在的和潜在的危害。

（王珍珍）

第三节　护理风险的管理

由于医疗工作的复杂性以及人体生命科学领域的未知性，任何医疗行动都可能存在风险。因为医疗行为在治疗疾病的同时，其本身具有侵害性，对人体的正常组织会造成损害，因人而异地产生不同的损害结果，有时甚至会发生严重的后果，故医疗行为本身也存在着难以避免的风险。护理工作就是医嘱的具体执行，护理行为有时是医疗行为的一个有机组成部分，有时又是医疗行为的外在表现。因此，医疗行为所伴随的风险往往与护理行为难以分割，护理风险伴随护理工作各个环节，护理风险就是医疗风险的一部分。

护理风险是一种职业风险，指在护理过程中不安全因素直接或间接导致患者死亡或伤残后果的可能性，它包括经济风险、技术风险、法律风险、人身安全风险等。与护理风险密切相关的是不良事件和护理差错。护理风险具有与护理行为的伴随性、难以预测性、难以防范性及后果严重性的特点。

护理风险管理指对现有和潜在的护理风险的识别、评估、评价和处理，有组织、有系统地消除或减少护理风险的发生以及其带给患者和医院的危害和经济损失，保障患者和所有医务人员的人身安全。护理风险的预防和风险管理是护理管理中的一个重要内容，也是护理质量的根本保证。

一、护理风险管理基本步骤

护理风险管理是医疗风险管理的重要组成部分，包括护理风险识别、护理风险衡量、护理风险管理决策、执行决策和护理风险管理效果评价5个基本步骤。这5个基本步骤周而复始，构成了护理风险管理的周期循环过程。

（一）护理风险识别

护理风险识别是通过多种途径的调查研究发现护理工作过程中的风险因素，获得风险信息，确认风险的性质，并分析产生护理风险的原因。护理服务过程中减少患者的流动、做好急危重症患者护理及临床上疑难护理问题的指导，创造条件减轻护士工作时的心理压力，设立护士长每日查房制度为护士提供护理帮助，改革排班方式，实行弹性排班法，实现护理人力资源的优化配置。

（二）提高风险防范意识

护理风险教育是提高风险防范意识的基础。加强护理风险教育，开设有关职业道德教育、法律教育、安全教育、临床护理基本操作技能及专业理论知识等内容的讲座。教育护理人员在临床护理工作中树立法律意识，严格执行查对制度、落实分级护理制度、不良事件及护理投诉报告制度，规范护理文件书写。重视护患沟通，强化安全管理意识，如为危重患者悬挂防止导管脱落、防止坠床等警示标识，做好各项仪器设备的保养和维护，保证仪器设备处于良好的备用状态。

（三）鼓励患者参与风险防范

良好的护患关系，能使患者对护理人员以诚相待。护理人员应当树立一切以患者为中心的理念，时刻为患者的生命健康着想，认真耐心地对待患者的需求与疑问，理解患者在治疗期间的不适心理，充分尊重患者的知情同意权等法律权益，使患者正确认识医疗技术的有效性和风险性，严格执行告知义务。护患双方在共同提高对护理风险认知的前提下，进行有效的、良好的沟通，建立相互信任、相互理解、相互支持，共同承担风险的护患关系。

二、预防和控制护理风险的措施

（一）健全护理风险管理机制

制订护理风险管理计划，首先要识别护理风险，通过查找护理安全隐患，分析出现过的问题和教训，识别并确定目前存在的和潜在的护理风险问题，如给药、采血和压疮等问题。根据护理工作的实际情况，制订护理风险管理计划，明确护理风险防范措施，并按计划进行护理风险管理工作。

（二）健全护理质量控制体系

1. 制订护理风险的管理制度

如建立健全护理质量与护理安全的核心制度、护理职业标准、新业务的临床应用指南以及规范的护理应急预案、督导和评审制度、护理人员培训制度、患者意见反馈制度等。

2. 建立护理风险监控组织

风险是客观存在的，具有不确定性，需要有一个专门的风险管理组织负责评估、决策、组织、评价与培训，把护理风险和质量控制紧密结合起来，对工作中发现的重要风险事件进行跟踪，对容易危害护理人员和患者身心健康的不利因素给予有效的控制和防范，为患者创造一个良好的就医环境。

3. 加强重点关键环节的监控

加强节假日、交接班、夜间重点时段的护理安全管理。

（三）加强风险教育

风险教育的内容有职业道德修养的教育、法律教育、安全教育、业务培训和继续教育等。通过教育使护理人员转变观念、树立正确的风险观、尊重患者的权利、保护患者的安全和医院的利益。同时，还应提高护理人员的技术水平。护理人员道德修养和技术水平的提高，可以减少系统内部因素引发的护理风险，提高应对风险的能力。

（四）建立良好的护患关系

良好的护患关系能使护患双方都能正确认识医疗护理技术的有效性和风险性。医务人员在医疗活动中要严格执行告知义务，充分尊重患者的知情同意权。通过对风险发生原因与机制的共同认识，建立新型的相互信任的护患关系，使护患能相互理解、相互支持、共同承担风险。

（五）加强风险管理

风险管理制度是有效风险管理的重要保证。医疗风险管理制度可以根据各组织的具体情况制定。如教育培训制度、医疗风险保险制度、督导和评审制度、不良事件申报制度、以患者为中心的工作制度以及患者意见反馈制度等。严格执行规章制度以及改善系统内部的运转，提高诊疗护理质量，减少不良事件的发生，达到规避风险、抵御风险的目的。

三、护理风险管理效果评价

护理风险管理效果评价是对护理风险管理手段的效益性和适用性进行分析、检查、评估和修正，为下一个循环提供更好的决策。常用的护理风险管理效果评价方法有两个。

1. 采用效益比值判断风险管理效益高低

主要看其能否以最小的成本取得最大的安全保障，效益比值等于因采取某项风险处理方案而减少的风险损失除以因采取某项风险处理方案所支付的各种费用。若效益比值 <1，则该项风险处理方案不可取；若效益比值 >1，则该项风险处理方案可取。

2. 护理风险管理效果评价即为信息反馈

如护理文书合格率是否提高、护士的法律意识和防范风险意识是否增强等，为今后的管理提供依据。采用的方法有调查问卷法、护理文书抽检、不定期组织理论考试等。采集的数据录入计算机进行分析和总结，采用信息化管理可使护理风险管理更有效率。

四、医疗不良事件申报管理

医疗不良事件是指非有意的伤害或并发症导致患者住院时间延长或失能、死亡，它是由医疗卫生处置所致而非患者的疾病过程所导致的。医疗不良事件可分为可预防的不良事件和不可预防的不良事件两类。

护理不良事件由于医疗护理行为造成患者死亡、住院时间延长，或离院时仍带有某种程度的失能，分为可预防性不良事件和不可预防性不良事件。护理不良事件一般包括患者在住院期间发生跌倒、用药错误、走失、误吸或窒息、烫伤及其他与患者安全相关的护理意外；因医务人员或陪护人员的原因给患者带来的损害；严重院内感染等。

五、护理安全文化建设

护理安全文化建设是通过建立美好愿景和价值观，强化安全意识，提升护士"诚信和责任感"，不断寻找解决问题的最佳方案。

（一）关键品格的培养

培养护理人员自觉执行规章制度的观念，是规避护理风险的重要举措和关键环节。同时，还要培养护士三大优秀品质，一是忠诚，忠于职守；二是自律，自己管理、自我约束、自觉提升，慎独精神强；三是奉献，牢记自己对社会的责任。

（二）营造"非惩罚性"工作氛围

"针对系统＋非惩罚性环境"是安全文化的标志，鼓励科室主动报告护理不良事件，鼓励科室自己查找问题、分析原因，创造安全讨论的空间，共同面对问题，举一反三，引以为戒。

（三）设置法律提示和安全提示警言

在科室相应适宜的环境中设置警言、警句，随时提醒护理人员执行制度规定。牢固树立：执行法规、规章、常规就是在执法，就是履行法律职责。

法律提示、安全提示：巡视病房，据实记录，认真查对，履行职责，落实常规，遵守制度。

（四）医院护理风险管理的注意事项

1. 注重护理安全管理的前馈控制

现代管理理论及思想强调安全管理应贯彻预防为主，应关注安全管理中信息的分析，制订有针对性的安全控制计划和监控内容，从而达到护理安全的目的。

2. 构建护理安全保障的防范机制

针对容易发生护理不安全事件的环节、人群、时段等高危因素，制定防范制度和操作规范，对高危环节严格控制、高危人群重点教育、高危时段不忘警示，通过有针对性地监控，将安全隐患消灭在萌芽中。

3. 强化护理安全的教育和培训

为了更好地适应医院发展的步伐，促进新业务、新技术开展，医院护理管理者必须进行多种形式的护理安全教育和培训，全面提高临床护士的安全防范意识及实际应对能力。

（王珍珍）

第四节　护理安全管理

护理安全是患者在接受护理的全过程中，不发生法律和规章制度允许范围以外的心理、机体结构或功能上的损害、障碍、缺陷或死亡。包括避免一切护理缺陷和清除一切安全隐患。护理安全是反映护理质量高低的重要标志，是保护患者得到良好护理和优质服务的基础，对维护医院正常工作秩序和社会治安起到至关重要的作用。

护理安全管理是指为保证患者身心健康，对各种不安全因素进行有效控制的过程。护理安全管理是保证患者生命安全的必要条件；是减少质量缺陷，提高护理水平的关键环节；是控制或消灭不安全因素，避免发生医疗纠纷和事故的客观需要。

一、护理安全存在的问题

（一）潜在护患纠纷

临床护士年轻化，经验与技术不娴熟，无法做到一针见血及液体量大，护士人员少，更换液体不及时，容易回血堵塞输液管，拔除后又不能及时扎针等一系列因素致使患者家属对护士意见激增。一旦出现患者病情加重，将直接导致纠纷。

（二）基础护理不到位

因护士忙于加药、换液体，无暇顾及患者的基础护理内容，如翻身、拍背、鼻饲及高热、尿崩、便秘等，将其交由家属操作，有异常时再告诉护士汇报医生处理，不能保证按时观察病情，容易出现并发症或错过最佳治疗时机。不是不做，而是没时间，感觉护理工作光有数量，而没质量，一直不停地忙碌，真正给患者做得又很少，尤其周末值班时，有许多的医嘱无法按时执行，只能等下班后再执行。总之，在有限的人力资源下，没有科学的统筹管理分配方法，让护理工作达到完善的地步。

（三）安全隐患多

换液体时一次拿好几瓶，稍不注意就换错床号；输液卡不清晰，查对不方便，一是影响查对速度，二是容易对错药品；手术搬床频繁，易出错；夜班、连班多为年轻护士，缺乏工作经验及沟通技巧，不能及时发现患者病情变化，影响抢救治疗；危重、手术患者放在普通病房，路途遥远、人员又少，观察治疗不方便，加大工作量及工作难度，各班次存在不同程度、不同性质的安全隐患，医疗护理安全面临重大挑战。

（四）护士体力透支严重、精神高度紧张

因工作量大、害怕出错及对工作的高度责任心，护士处于精神高度紧张状态，心理压力非常大，体力严重透支，长此以往，不利于身体及心理的健康。对工作失去热情及积极性，对患者缺乏爱心及同情心，科室缺乏吸引力，团队没有凝聚力，不利于护理队伍的稳定和专业的发展。

（五）陪护人员管理问题多、难度大

危重、手术、昏迷患者多，护士数量少，每天疲于完成基本的治疗，没有精力、人力提供基础的生活护理，需要陪护人员大力协助，因此，无法限制陪护人员数量。随着陪护人员留科室，水、电、暖及病房设施耗损大，陪护人员晚上吸烟、打地铺睡觉、聊天、满过道搭晾衣服等情况屡禁不止，与医护之间的摩擦机会多，增加交叉感染的可能，安全隐患多。单从病房限制陪护人员及数量，效果不理想。

二、护理安全的防范措施

1. 强化安全质量教育，提高护理安全认识，消除护理工作中不安全隐患是避免风险的保证。

1）新进护士在上岗前进行《医疗事故处理条例》学习并通过考核后才能进入临床工作。轮转护士须进入监护室专科培训 3 月以上才可跟随老师倒班。期间进行操作训练及理论强化。并教会与患者及家属沟通的基本技巧，具备应对纠纷的基本能力。

2）定期组织护理人员进行法制教育，应用安全实例讲道理，分析违章事例敲警钟，牢固树立"安全第一，质量第一"的观念，增强法律、法规意识，提升对护理不安全因素后果的认识。

3）护理部每季度在全院护士大会上进行护理质量讲评会及安全教育，并在每月护士长例会上对工作情况进行点评，包括工作中存在的安全隐患、护理差错及缺陷，对重大的差错事故要进行分析并通报批评。

4）护士长每天利用晨间交接班时间对科室护理工作环节中容易出现的问题给予及时提醒防范。

2. 调整班次，细化工作流程及工作制度是降低护理风险的确实保证。

在护理薄弱时段加强人员，如中午、周末增加人员且老少搭配，提高工作效率，及时观察病情及处理突发事件，将纠纷消灭在萌芽状态。将原有通宵班调整为大小夜双人上班，保留帮班，人员增加压力减少，上班变得愉快。加强监护室人员配置，细化各班次岗位职责，明确值班责任，做好危重患者护理，落实基础护理责任，保障护理安全。

3. 加强与患者之间的沟通，掌握沟通技巧，改善服务态度，规范服务行为，保护患者的隐私权。这是降低护患纠纷的有效措施。

1）要求责任护士利用晨间扫床时间，问候、关心患者，与家属沟通病情，叮嘱注意事项，宣教护理知识。同时制订服务心愿及健康宣教手册，提高患者的满意度；入院接待热心些，入科介绍详细些；面对患者微笑些，言语态度温馨些；问询解答耐心些，诊疗操作专业些；失误道歉真诚些，患者住院舒心些；术后护理细心些，服务内涵丰富些；康复阶段鼓励些，健康教育全面些；办理出院迅速些，患者感觉满意些。利用各种机会加强与患者的沟通、交流，改善护患关系，提高满意度。

2）正确处理或避免发生护患冲突。面对护患冲突，护士需冷静分析遭遇冲突的起因，任何冲突一旦发生，总有双方的原因，即使起因最先或主要源自患者，护士作为护患关系的主导者，也应从责任与义务的角度，去体谅、理解患者不稳定的心态和情绪，切忌以受伤者的心态对待患者的不理智行为。面对护患冲突，护士可尝试应用一些技巧,如深呼吸法、换位思考法、转移法、冷处理法,往往可以降低护患纠纷。

3)维护患者的隐私权,随着医学模式的转变,越来越强调以"人"为中心的服务理念。故护理人员在为患者进行各项治疗操作需要暴露其隐私部位时,应该为患者提供隐蔽场所;同时,在工作中医护人员不能对患者的隐私随便进行议论及告知他人。

4. 加强组织管理,提高服务质量,这是降低护理纠纷的关键措施。

护士长是临床第一线的护理管理者,既是护理人员规章制度及操作常规执行与落实的监督者,又是患者及家属对护理工作意见的倾诉对象,护士长的工作方法及态度在预防护患纠纷中起到了至关重要的作用。坚持护士长每日查房制度,一方面检查本部门护理工作落实情况,另一方面,认真听取患者及家属对护理工作的意见和建议,取得信任,通过护士长的有效沟通,及时发现护理人员工作中存在的不足和安全隐患,及时化解护患矛盾,杜绝可能发生的护理偏差。

每月均要分析护理过程和环节评价、监测护理风险管理的可行性和有效性,寻找护理安全隐患,寻找改进的机会与环节,制订预防措施和纠正措施。

5. 陪护人员管理任重道远,是降低护理纠纷最迫切的任务。

护士与患者的关系简单和谐,只要加强以上措施的实施,用专业的态度服务病患即可。护患之间的矛盾更多地集中在与家属的相处中,因对生病亲人的疼爱而倍加挑剔接触患者最多的护士的言行,忙碌时地照顾不周及言语中的不重视、生硬等均成为矛盾的导火索。加强对陪护人员的管理,减少陪护人员数量,重视与家属的沟通,可化解萌芽状态的纠纷。

护理工作中护理风险是难免的,减少护患纠纷的发生率,提高患者的满意度,除应加强医护人员自身综合素质外,健全护理风险管理机制,持续质量改进是必不可少的。

三、护理人员职业暴露的防护

(一)职业暴露的损伤因素

1. 护士处置操作中被血液污染的锐器刺伤,破损的黏膜接触患者的血液和体液等。工作中刺伤所造成的职业损伤引发的血源感染最为严重,其中威胁最大的是乙肝、丙型肝炎(简称丙肝)、艾滋病。眼、鼻、口腔暴露于污染的血液、体液感染 HIV 的概率为0.1%,其次还有20多种血源性传播疾病也可通过针刺伤感染。

2. 手术中受伤多由缝针引起,缝针受伤一般由新护士上台,由于持针、穿线不熟练或传递不正规造成;其次是由刀剪引起,在传递刀剪过程中心理紧张,配合不熟练造成伤害。

3. 医疗废物有直接和间接的感染性、毒性和其他的危害性,穿刺针、采血针、检验用品和各种引流袋等含有大量的血液和体液,在收集、运送、储存、处置医疗废物的每一个环节中,如果操作不当,都可能发生职业暴露。

4. 护士自我防护意识淡薄,因多年来我们在医疗护理上大多重治疗,轻预防。废物处理的每一个环节中,都可能发生职业暴露。

(二)职业暴露的防护措施

1. 加强职业安全教育,建立全面防护措施。普及防护知识,强化护士职业安全教育，提高护士的防护意识，严格遵守操作规程，认真执行消毒隔离制度和标准预防原则，使护理人员重视职业暴露的防护，掌握其特点和防护措施，同时建立医务人员防护体系，将医务人员感染情况纳入医院感染常规监测目标，建立一套完善的感染监测、登记、报告、控制制度，一旦医务人员发生职业暴露可以及时有效地进行预防和治疗。

2. 加强锐器刺伤防护管理，预防针刺伤。操作中做好个人防护，减少锐器损伤是预防职业暴露的主要措施，使用后的锐器直接放入防渗漏、耐刺的专用利器盒内，禁止对使用后的针头复帽，避免直接接触用后的刀片、针头等锐器。护士在处理针头时不要太匆忙，手持针头和锐器时不要将锐器面对他人以免刺伤，在为患者注射时应取得他人的协助。输液器、注射器针头用后及时处理，不要将其留在治疗台、治疗车或床旁桌上，以免刺伤他人，用后各种针头一定要放在专用利器盒内，不能随便弃于一般垃圾桶内，以免刺伤清洁卫生人员。护士在操作中应谨慎、细心，避免锐器物刺伤。

3. 规范洗手，严格按照七步法洗手，接触每个患者前后都要洗手，一般用肥皂流动水洗手即可。可疑污染时用消毒液泡手或擦拭。

4. 操作时戴手套，护士在接触肝炎、艾滋病患者的血液、体液及污染物和为急诊患者操作时都要戴手套，操作中如手套破损应立即更换，脱去手套后必须彻底清洗双手。

5. 手术室护士在手术过程中要谨慎细心，集中精力，避免忙乱操作致意外损伤；加强医护交流，正规传递缝针、刀剪等物。勿用纱布垫直接擦拭刀刃上的血液，及时撤除不必要的锐利器械，术后清洗器械时将锐利器械单独放置，打包时器械尖端使用保护套，防止意外损伤的发生。

6. 加强医疗废物的管理，对各种医疗废物要进行分类收集，置于防渗漏、防锐器穿透的专用包装物或者密闭的容器内，并有明显的警示标识和警示说明，按要求送到指定地点由专人负责焚烧处理，不能焚烧的，消毒后集中深埋，致人损伤的医疗废物，应消毒并做毁形处理。

7. 开展标准预防，标准预防是指患者的血液、体液、分泌物均有传染性，须进行隔离。不论是否有明显的血迹或是否接触非完整的皮肤与黏膜，接触上述物质者必须采取防护措施。标准预防的特点是强调双向防护，既防止疾病从患者传至医务人员，又防止疾病从医务人员传至患者。

8. 增加防护用品的投入，医院应加大职业安全用品的投入，改善医务人员的工作环境，良好的基础条件是预防职业感染的安全保障。

（栾梅桦）

第六章　各种护理风险管理

第一节 门诊护理风险与管理

一、注射、输液过敏反应的风险与管理

（一）原因

对某些生物制品、药物过敏，或接触过敏原。

（二）风险表现

1. 皮试时、皮试后出现皮疹、荨麻疹、瘙痒、变态反应性休克。

2. 输液中突然胸闷、气短、面色苍白、冷汗、发绀、血压下降、脉搏细弱、烦躁不安，甚至昏迷、尿便失禁、心搏呼吸骤停。

3. 患者使用药物之后离开医院一段时间后发生迟发性药物过敏反应。

（三）处理

1. 立即停药，使患者吸氧，测其生命体征并做好记录。

2. 患者平卧位。

3. 立即给予抗过敏、抗休克治疗，按医嘱注射盐酸肾上腺素、地塞米松等抗变态反应药；如发生呼吸、心搏骤停立即行心肺复苏、气管插管、人工呼吸，用多巴胺、间羟胺等血管治疗药。

4. 保持通气功能，充分给氧。

5. 患者脱离危险期后做进一步治疗。

6. 注意保暖，记出入量，患者未脱离危险期，不宜搬动。

（四）预防

1. 详细询问患者病史、用药史、家族史和过敏史。

2. 把好皮试关，严格按规定做好药敏试验。

3. 做好抢救准备，备好急救药品、物品和器材，发现过敏反应立即报告医生，就地抢救。

4. 输液室的值班护士做好输液室的巡视工作，发现患者有不良情况，及时处理。

5. 门诊注射室、输液室门口张贴输液、注射注意事项，告知患者注射输液完毕不要急于离开医院，以避免不良后果。

二、注射、输液查对错误的风险与管理

（一）原因

1. 门诊输液患者密度大。

2. 护理工作人员工作量大、时间紧。

3. 未严格执行查对制度。

（二）风险表现

1. 叫错姓名。

2. 药物混淆。

（三）处理

1. 及时纠正。

2. 向患者解释、说明，征得患者的谅解。

（四）预防

1. 巧用标识牌及查对牌。

2. 学会让患者自报姓名。

3. 切实做好多方位的查对。

4. 确保使用输液巡视卡，落实签名负责制。

三、护理人员血源性感染的风险与管理

（一）原因

1. 工作环境使护理人员频繁地直接接触患者的血液。

2. 被带有患者血液的针刺伤。

3. 护理人员自我防护意识差。

（二）风险表现

1. 感染潜伏期，血液检查有血液传染病的病原体。

2. 临床症状符合诊断。

（三）处理

1. 用过的采血针放入专用锐器盒集中，包装后送医疗焚烧中心做无害化处理。

2. 采血室操作台、地面、门把手、患者休息处每日用 500 mg/L 含氯消毒液擦拭，紫外线灯照射每日 2 次，每次 1 小时。遇特殊病例操作，如 HIV、梅毒螺旋体筛查，护士应戴手套操作，采血后立即弃除。

3. 被感染者暂时调离工作环境。

4. 有感染者，积极采取抗病原体治疗。

5. 给予组织支持和心理支持。

（四）预防

1. 实施合理、科学的防范措施，注重细节，有效监管，要求护士按操作规范及时准确抽取血标本。

2. 加强护理人员的自我防范意识，强化自我管理，严防交叉感染。

3. 严格执行护理操作规程。

四、血标本的风险与管理

（一）原因

血标本数量大、检查的项目多。

（二）风险表现

1. 标本丢失、污染、损坏和混淆。

2. 漏查化验项目。

（三）处理

1. 标志清楚易识别。

2. 标本和实验室检查项目一致无误。

3. 必要时复查项目。

（四）预防

1. 统一标志标准。

2. 标本架设计适用合理，防止标本混淆。

3. 医嘱化验单项目准确且清晰。

4. 专人管理标本，仔细查对，认真负责。

五、换药室的风险与管理

（一）原因

1. 患者自身因素，如病情特殊、体弱多病、抵抗力弱、自身愈合能力差。

2. 操作者经验不足（用药和观察力）。

（二）风险表现

1. 患者伤口愈合慢或长期不愈合。

2. 患者对治疗不满意。

（三）处理

1. 找出原因，对症治疗。

2. 做好心理护理和疼痛处理。

3. 做好解释工作。

4. 必要时对伤口的分泌物做病原菌培养，确定敏感药物。

（四）预防

1. 鼓励患者加强营养，提高自身免疫力。

2. 操作者要不断学习新知识，提高伤口护理能力。

（柯昌玲）

第二节　急诊护理风险与管理

一、分诊人员易被感染的风险与管理

（一）原因

1. 分诊处是患者进入医院的第一站。

2. 分诊人员是接诊患者的首诊者及第一接触者。

3. 分诊人员自我防护意识弱。

4. 急诊科的防护设备不配套。

（二）风险表现

被感染，如 SARS、麻疹等。

（三）处理

1. 分诊人员按要求着装，戴好口罩，必要时穿戴特殊防护用具。

2. 严格进行消毒隔离。

3. 有疑似传染病患者，立即采取相应措施，并酌情及时上报。

（四）预防

1. 急诊科配备防护用物。

2. 加强分诊人员传染病相关知识的学习。

二、分诊纠纷的风险与管理

（一）原因

1. 患者对就医环境及流程陌生。

2. 检查环节多，流程繁琐。

3. 患者缺乏就医知识。

4. 沟通理解上的障碍。

5. 护理人员缺乏分诊的核心知识和相关知识。

（二）风险表现

1. 分诊不准确致误诊率高。

2. 患者得不到准确的诊治。

3. 患者失去救治的机会。

4. 护理人员在询问患者病情、与患者交谈时，由于不注意咨询的环境，未回避周围人员，甚至大声询问，或将患者的病情转告他人，尤其是艾滋病等传染病，引发护患纠纷。

（三）处理

1. 及时纠正分诊错误。

2. 配合医生积极救治。

3. 做好患者、家属或护送人员的解释工作。

4. 尊重患者隐私权。

（四）预防

1. 分诊工作应由具有一定工作经验的护师承担，并相对固定。

2. 分诊护师要掌握急诊就诊标准，熟悉各专科常见疾病的特点，提高分诊的准确性，分诊准确率应≥95%，抢救分诊准确率为100%。

3. 有传染病患者应及时报告、隔离。

4. 掌握观察分诊技巧——问、看、听、闻、触、查，及时准确地进行分诊处理。

5. 分诊过程中尊重患者权利。

三、抢救仪器故障的风险与管理

（一）原因

1. 维修不及时。

2. 突然停电或发生故障。

（二）风险表现

不能及时、有效、准确地开展抢救工作。

（三）处理

1. 及时查找故障源，排除故障。

2. 故障不能排除时，紧急更换仪器。

（四）预防

1. 定期检查仪器性能，及时维修。

2. 急诊科应双路供电。

3. 培养护理人员的应急能力，掌握应急预案。

4. 熟悉掌握仪器的使用及故障排除法。

四、急救药品储备不足的风险与管理

急救药品包括抗休克药、心血管药、中枢兴奋药、镇静镇痛药、止血药、解毒药、利尿药、洗胃灌肠用药、常用液体等，在急诊室要配备充足，供随时急用。

（一）原因

1. 急救药品数量不足，种类短缺。

2. 对急救药品名称、剂量不熟悉。

3. 口头医嘱多，未能及时复述医嘱内容。

（二）风险表现

1. 抢救用药不准确。

2. 延误急救时间。

3. 出现护患纠纷。

（三）处理

1. 立即调配抢救药物。

2. 及时听清和复述医嘱，注意力集中。

（四）预防

1. 急救药品要准备齐全，时刻处于良好备用状态，防过期、防变质。

2. 做到专人负责管理，定期检查，严格交接班制度，不得随意外借、挪用。

3. 定品种数量和位置。

4. 掌握抢救药物的名称、剂量、用法、时间。

5. 各种急救药物的空瓶应集中放在一起，以便统计与查对，避免医疗差错。

五、抢救时进行心肺复苏造成胸骨、肋骨骨折的风险与管理

（一）原因

1. 患者年老体弱、骨质疏松，易骨折。

2. 心脏按压用力不均或用力过度，造成骨折。

（二）风险表现

1. 患者胸骨塌陷。

2. 增加并发症发生率。

（三）处理

1. 停止胸外按压。

2. 开胸手术、心脏挤压。

（四）预防

1. 心脏按压用力均匀。

2. 心脏按压部位准确。

3. 运用心肺复苏机，有效且减少并发症。

（高会娟）

第三节　病房护理风险与管理

一、输液空气栓塞的风险与管理

（一）原因

1. 患者输液过程中下床活动使茂菲滴管倒置。

2. 某些药物遇热后可产生小气泡，并贴于输液器壁上，逐渐累积形成较大气泡。

（二）风险表现

发生呼吸困难、发绀，并伴有濒死感，心电图呈现心肌缺血和急性肺源性心脏病（简称急性肺心病）的改变。

（三）处理

1. 应立即将患者置于左侧卧位，保持头低足高位。

2. 给予高流量氧气吸入，以提高患者的血氧浓度，纠正缺氧状态。

3. 有条件时可使用中心静脉导管抽出空气。

4. 严密观察患者病情变化，如有异常，及时对症处理。

（四）预防

1. 首先向患者讲解输液的注意事项，严禁茂菲滴管倒置，以免空气进入，输液时尽量减少下床活动。

2. 如果在输液的同时需到其他科室做检查，应有护士陪同并加强观察。

3. 输液过程中，避免热水袋直接接触输液管道，以防气体形成，加强巡视，发现输液器壁上有气泡应及时处理。

二、患者坠床的风险与管理

（一）原因

1. 患者卧床休息时未加床档。

2. 常用物品未置于患者易拿取的地方。

3. 等级制度执行不严格，未及时巡视病房。

（二）风险表现

患者由于各种原因坠床，造成外伤、骨折等。

（三）处理

1. 患者不慎坠床后，不要轻易搬动，简单判断伤情后再进行相应处理。

2. 必要时进行相关检查，排除骨折、内出血等并发症。

（四）预防

1. 患者卧床休息时床旁加床档。

2. 常用物品置于患者易拿取的地方。

3. 严格执行等级制度，及时巡视病房。

4. 行动不便及卧床患者要 24 小时有人陪伴，

三、用药错误的风险与管理

（一）原因

1. 药名相同而剂量不同或产地不同。

2. 执行口头医嘱或电话医嘱。

3. 对新药缺乏了解，未认真查看说明书。

4. 用药剂量不准确，如小剂量的药物未选择合适注射器抽吸，瓶装或袋装液体需半量输入时，未及时将多余液体排出。

（二）风险表现

1. 药物过敏。

2. 药物不良反应。

3. 用错药。

（三）处理

1. 立即停药，报告医生。

2. 遵医嘱采取急救措施。

3. 保留用过的药物余量，并做好相关记录。

4. 24 小时内上报护理部及医务部。

5. 安抚好患者及家属。

（四）预防

1. 一种药物不同剂量应分别放置，标识明确，严格执行"三查八对"制度。

2. 口头医嘱必须复述一遍，无误后方可执行。

3. 特殊情况需执行电话医嘱时，最好两人在场接听并进行核对。

4. 掌握药物的作用、不良反应，新药应用前认真阅读说明书。

5. 严格掌握用药剂量，根据药品不同的剂量选择合适的注射器，瓶装或袋装液体需半量输入时，应先将多余液体排出。

四、应用头孢类药物出现过敏现象的风险与管理

（一）原因

1. 患者住院或用药过程中私自饮酒。

2. 患者自身的原因，如过敏体质。

3. 未按要求做皮肤过敏试验。

4. 用药前过敏史询问不详。

（二）预防

1. 入院时向患者做好宣教，用药期间禁酒，以免与药物发生不良反应。

2. 用头孢类药物时应特别交代注意事项及饮酒的危害。

3. 用药前询问过敏史，有过敏史者禁用。

4. 用药前应做皮肤过敏试验，试验阴性者方可应用。

5. 用药过程中，密切观察患者有无不良反应，特别是首次用药时，应在床边观察，无不良反应后再离开。

五、护患沟通因素的风险与管理

护患沟通是一种护理技巧，也是改善医患关系、增强护理效果、减少医疗纠纷的一种有效手段。相反，如果不重视护患沟通，则会破坏护患关系，降低护理效果，更容易因一点小事引发医疗纠纷。因此，护理人员应当重视并加强护患沟通。

（一）原因

1. 入院宣教不及时，患者获得相关信息量少。

2. 医务人员态度生硬，缺乏耐心、同情心，缺乏人文关怀。护理人员言语不当，不会为人处世、准确称呼他人。

3. 对患者的生理、心理特点不熟悉，缺乏语言沟通能力与技巧。

4. 护理人员不重视护患沟通。

（二）风险表现

1. 患者无法获得健康知识，对自身疾病缺乏了解，自我防治欠缺。

2. 医务人员对正常的治疗护理说明不详细、不清楚，对患者咨询回答过于绝对，引起患者及其家属不满，引发纠纷。

3. 患者对医务人员失去信任，失去战胜疾病的信心，对治疗和护理不配合，导致严重后果。

4. 患者及其家属对疾病现象和护理操作不理解而发生误会，引发医疗纠纷。

5. 患者及其家属对护理人员的沉默寡言、不当言词等产生不满。

6. 患者及其家属对护理人员的冷漠、怠慢等产生不满，引发投诉、纠纷。

（三）处理

1. 及时向患者及其家属进行郑重而真诚的道歉。

2. 及时向患者及其家属对有关情况进行解释和说明。

3. 在患者以后的住院时间里，护理人员经常到患者床前问候、了解和沟通。

（四）预防

1. 加强语言艺术修养，了解患者的心理特点，提高沟通技巧。

2. 掌握交谈时机与沟通方式，谈话中注意礼节、礼貌。

3. 加强自身学习，不断总结经验教训，提高自身知识水平，得到患者及家属的认同，增强信任感。

4. 正确对待和认真处理患者的投诉，总结经验教训，增强防范意识，在维护患者权益的同时，提高医疗护理质量。

5. 对护理人员加强护理执业教育，系统培训护理沟通技巧。

6. 护士长经常深入病房，检查护士的沟通效果，询问患者的情况。

7. 科室乃至全院，要经常组织护理人员进行护患沟通案例讨论。

（高会娟）

第四节　基础护理风险与管理

一、动静脉穿刺针眼渗血的风险与管理

（一）原因

粗大的穿刺针在患者的同一位置反复穿刺，造成血管损伤、管壁弹性减低、针孔愈

合欠佳，从而造成渗血。

（二）风险表现

血液自针眼周围渗出，渗出的速度与血流速度及使用的肝素量成正比，如果发现不及时，可造成大面积出血。

（三）处理

1. 渗血处用纱布卷压迫止血。

2. 用冰块做局部冷敷。

3. 在渗血处撒上云南白药或其他止血药。

4. 局部覆盖创可贴。

5. 用4~5条无菌纱布螺旋式环绕针眼。

（四）预防

1. 采用绳梯式穿刺法，避免定点穿刺。

2. 穿刺成功后，将针头两侧皮肤向内拉紧，用创可贴覆盖。

3. 根据患者情况确定肝素剂量或者改为小分子肝素。

二、导尿失败的风险与管理

（一）原因

1. 患者条件差，患有前列腺肥大、尿道疾病等。

2. 执行导尿操作的护士经验不足，操作技术不熟练。

（二）风险表现

导尿管在尿道反复操作，刺激尿道壁，尿道充血、疼痛，引发患者不满。

（三）处理

1. 更换有经验的护士或专科医生操作。

2. 安抚患者，做好解释工作。

（四）预防

1. 严格执行导尿操作常规。

2. 常规麻醉后导尿，减少患者疼痛。

3. 操作前与患者沟通，讲清该项操作的难度、风险。

三、留置导尿管的护理风险与管理

（一）原因

1. 执行操作的护士经验不足，技术操作不熟练。

2. 患者，尤其是男性患者前列腺增生及尿道畸形，导致置管困难，如强行进入，可能导致出血。

3. 男性患者留置导尿管位置较浅，水囊充气或注水后压迫海绵体，出现疼痛、出血等不适症状或不能有效引流出尿液。

4. 导尿管水囊破裂、水囊内注气（水）不足或尿管固定不牢，导致导尿管从膀胱脱出。

5. 操作者无菌意识不强，导致患者尿路感染。

6. 置管时间过长，基础护理不到位，导致导尿管堵塞或尿路感染。

（二）风险表现

1. 尿道损伤，患者疼痛，尿道出血。

2. 导尿管脱出，储尿袋内无尿液引出，患者尿意强烈，导尿管滑出尿道口。

3. 尿路感染，患者诉尿道不适，尿意持续，已拔管者有尿急、尿频、尿痛症状，部分伴尿液浑浊、有沉淀，甚至出现发热等全身感染征象。

4. 导尿管堵塞，患者尿意强烈，膀胱胀满，挤压导尿管无尿液流出，或流出不畅，已引出的尿液可伴絮状沉淀。

（三）处理

1. 更换经验丰富的护士。

2. 置管动作轻柔，对于置管困难的患者如多次留置失败，可请泌尿外科专科医生协助留置导尿管。

3. 严格遵守无菌操作制度，做好相关基础护理，对留置导尿管时间较长者应每日进行膀胱冲洗，保持导尿管通畅和尿液澄清。

4. 普通留置导尿管患者出现阻塞征象，及时采用尿管冲洗器冲洗导尿管，一般均可复通，如仍不能通畅，立即拔除导尿管。对特殊留置导尿管患者应报告医生给予恰当的处理，根据病情判断是否需要重新留置。

（四）预防

1. 对护士定期进行技术操作培训和考核，经考核合格后方可进行操作。

2. 选择粗细合适的尿管，进行置管操作前检查水囊有无破裂，水囊内注水严格按说明书执行，防止注水过少不能妥善固定或注水过多水囊破裂或压迫尿道内口。

3. 固定导尿管时留有活动余地，叮嘱患者翻身时不可过度牵拉导尿管，以防脱出。

4. 强化医护人员的无菌观念和人文关怀理念。

5. 每日行膀胱冲洗，防止尿路感染和尿管阻塞。

6. 定时观察导尿管是否在位通畅，出现异常及时处理。

四、胃肠减压的护理风险与管理

（一）原因

1. 执行护理操作护士经验不足，操作技术不熟练，置管失败。

2. 胃管堵塞，减压失败。

3. 胃管固定不妥，胃管脱出。

4. 减压装置密闭不好（漏气），减压失败，甚至加重腹胀。

（二）风险表现

憋气、呛咳、腹胀、胃管脱出，引发患者或家属的不满。

（三）处理

1. 更换经验丰富的护士。

2. 严格按操作规程及时用生理盐水冲洗胃管，保证减压通畅。

3. 置管后妥善固定胃管，如脱出则重新置入。

4. 置管前认真检查用物，置管后加强巡视，保证各接口衔接密闭，如有破损漏气，及时更换。

（四）预防

1. 放置胃管前教会患者如何行深呼吸及吞咽动作配合放置胃管，并做好思想工作，消除患者的紧张情绪。

2. 插管过程中严密观察，尤其到咽喉部时需注意有无呛咳、面色发绀等，放置到测量长度后要抽吸胃液，检查是否置入胃内。如无胃液吸出则可将胃管外露端放入一盛水的治疗碗中，看是否有气泡溢出，以证实是否放置在气管内。

3. 严密观察，根据胃液黏稠情况适当冲洗胃管，保持通畅。

4. 及时更换黏度下降的固定胶布，对有精神症状及意识障碍的患者应适当加强看护，以防自行拔出。

五、保护性措施不到位引发的风险与管理

（一）原因

1. 护患、医患、医护之间沟通不够。

2. 护理人员对保护性医疗的重要性、特殊性和具体要求重视不够。

（二）风险表现

1. 沉默不语、紧张、焦虑，拒绝治疗、护理。

2. 患者知道病情后有自杀、轻生的念头和行为。

（三）处理

1. 立即与医生、家属联系，寻求弥补措施。

2. 耐心讲解，做好解释、说服工作，正确引导患者积极配合治疗，树立战胜疾病的信心。

3. 提醒陪护家属防止患者采取过激行为，出现自杀轻生的后果。

4. 值班护士注意交接班，做好定期巡视和记录工作。

（四）预防

1. 严格执行医院制定的《保护性医疗执行要求》。

2. 护士长在护士上岗前培训和每月的护理质量总结会上要将其作为重点进行强调。

3. 结合发生的实际案例，经常向护士讲解保护性医疗执行的具体要求。

4. 对于没有严格执行保护性医疗措施造成不良后果的案例，对责任人员要进行适当处理。

（田芳妮）

第五节　内科护理风险与管理

一、氧疗的护理风险与管理

（一）氧中毒

1. 原因

吸入氧浓度过高、吸氧时间过长。

2. 风险表现

1）轻者面色发红、口唇呈樱桃红、嗜睡状。

2）重者胸骨后锐痛、咳嗽、呼吸困难，或出现视、听觉障碍，恶心、抽搐等神经系统症状。

3）晚期表现为多脏器功能受损，以致昏迷、死亡。

3. 处理

1）立即降低吸氧浓度或停止吸氧。

2）安慰患者及其家属，做好解释工作。

3）对症处理。

4）严重者报告医院相关管理部门。

4. 预防

1）根据患者具体病情决定氧流量和给氧时间。

2）给氧时必须准确计算给氧浓度（21＋4×氧流量）、流量、时间并记录，严密观察氧疗后的反应。

3）预防氧中毒的关键是避免长时间高浓度吸氧。氧浓度的最大安全值在40%，吸纯氧最好不超过6小时，尤其在 $PaCO_2 \geqslant 70$ mmHg）时，氧疗应引起高度重视。

4）认真记录并保存好用氧记录单，记录上氧时间、流量、浓度，氧流量表数值，停氧时间等，加强巡视，交接班及更换氧疗用品时都应该查看用氧记录单。

（二）用氧意外（氧燃烧、氧爆炸）

1. 原因

1）用氧区内有烟火或易燃品。

2）氧气表及螺旋处抹油。

3）搬运时有大幅度倾倒和震动。

4）再次充气前，氧气筒内氧气已用尽，灰尘进入氧气钢瓶中。

2. 风险表现

用氧区内发生燃烧及爆炸。

3. 处理

1）迅速上报医疗机构相关管理部门，采取灭火措施。

2）安抚患者及家属，安全转移患者。

3）极力抢救事故受害者。

4. 预防

1）牢固树立安全用氧意识。

2）用氧时切实做到"四防"：防震、防火、防热、防油。氧气筒宜放置于阴凉处，周围严禁烟火和易燃品，至少距火炉 5 m，距暖器 1 m，不可在氧气表及螺旋处抹油，搬运时避免倾倒和震动，以防引起爆炸。

3）氧气筒的氧气不可全部用尽，压力表上指针降至 5 kg/cm^2 时，即不可再用。

4）加强病房管理，宣传病房防火、禁烟、通风的重要性，取得患者及其家属的配合。

（三）气道干燥、出血，呼吸道分泌物排出不畅

1. 原因

1）氧气吸入时未经湿化。

2）湿化瓶内蒸馏水少于1/3。

2. 风险表现

1）患者主诉呼吸道干燥，有异物感。

2）严重者呼吸道有出血现象。

3）痰液多者排痰不畅。

3. 处理

1）安慰患者及其家属，做好解释工作。

2）连接湿化装置，湿化瓶内盛放 1/2～2/3 蒸馏水；蒸馏水要每日更换。

3）呼吸道干燥及排痰不畅者给予雾化吸入。

4. 预防

1）严格执行氧疗技术操作规程。

2）操作前熟练掌握氧疗过程中氧气湿化的重要性。

（四）氧冲伤

1. 原因

用氧时，颠倒流量调节及插、拔管顺序，同时拧错流量开关，大量氧气冲入呼吸道。

2. 风险表现

不同程度鼻黏膜及呼吸道黏膜损伤，呛咳。

3. 处理

1）迅速拔出吸氧管，调节好流量后再插管。

2）安抚患者，向患者及其家属做好解释工作。

4. 预防措施

1）吸氧时，先调节好流量再插管。

2）停止吸氧时，先拔管后关闭氧气开关。

二、心肺复苏的护理风险与管理

（一）胸外按压并发症

1. 原因

胸外按压部位不准确或力度过大。

2. 风险表现

肋骨骨折、血气胸、肝破裂等。

3. 处理

1）并发症严重者立即停止按压。

2）病情允许者纠正按压部位及力度后继续实施按压。

4. 预防

1）按压前找准正确按压部位：胸骨中下段1/3交界处。

2）按压时力度应适中：按压时双肘关节伸直，利用上身重量垂直下压 5 cm（成人），为小儿行胸外心脏按压，用一手掌按压即可，若为婴儿，则用拇指或 2～3 个手指按压即可。

（二）人工呼吸并发症

1. 原因

人工呼吸吹气量过大，导致咽部压 > 食管压，气体吹入胃内。

2. 风险表现

胃胀气。

3. 处理

纠正每次吹气量及吹气频率后可继续实施人工呼吸。

4. 预防

1）人工呼吸每次吹气量应为 800～1 000 ml，一般不超过 1 200 ml。

2）吹气频率：成人 14～16 次/分，儿童 18～20 次/分，婴幼儿 30～40 次/分。

3）吹气时间以约占 1 次呼吸周期的 1/3 为宜。

三、电复律（除颤）的护理风险与管理

（一）电除颤部位皮肤灼伤

1. 原因

1）电极板上未涂导电糊或未用生理盐水纱布包裹。

2）电除颤时电极板与患者胸壁皮肤间留有空隙。

2. 风险表现

电除颤部位皮肤出现红斑、脱皮、水疱等皮肤灼伤症状。

3. 处理

症状轻者可自行恢复，症状严重者涂以烫伤油膏。

4. 预防

1）除颤前电极板上需均匀涂以导电糊或以生理盐水纱布包裹（5～6 层厚），盐水纱布不宜过湿。

2）绝对禁用乙醇棉球或纱布作为导电介质。

3）除颤时电极板紧贴胸壁皮肤，不留空隙。

（二）工作人员触电损伤

1. 原因

除颤时工作人员与患者或病床有接触。

2. 风险表现

1）工作人员遭遇电击伤。

2）轻者可出现头晕、心悸、面色苍白，甚至晕厥，清醒后伴有惊悸和四肢软弱无力。

3）重者可出现呼吸浅而快、心跳过速、心律失常或短暂昏迷。

4）严重者出现四肢抽搐、昏迷不醒或心搏、呼吸骤停。

3. 处理

1）立即切断电源。

2）轻者给予卧床休息、吸氧。

3）重者立即组织人员实施抢救，密切注意呼吸和心搏，一旦发现呼吸和脉搏停止应立即进行人工呼吸和胸外按压。

4. 预防

除颤时操作者喊口令嘱咐相关人员离开床边，操作者两臂伸直固定电极板，身体离开床沿后按放电钮。

四、尿标本采集的护理风险与管理

（一）标本污染

1. 原因

1）无菌操作不严格。

2）送检途中标本污染。

2. 风险表现

标本污染，检验结果不准确。

3. 处理

找出污染原因，向患者解释后重新留取标本。

4. 预防

1）操作时严格无菌操作。

2）塞紧瓶塞送检。

（二）标本变质

1. 原因

1）标本采集后未及时送检。

2）未添加防腐剂。

2. 风险表现

标本变质，检验结果不准确。

3. 处理

找出变质原因重新留取标本。

4. 预防

1）标本采集后及时送检。

2）不能及时送检要放在冰箱内，但要防止标本冻结。

五、骨髓穿刺的护理风险与管理

（一）术前患者情绪反应

1. 原因

患者对骨髓穿刺不甚了解，有畏惧、担心情绪。

2. 风险表现

患者产生焦虑、抑郁、恐惧、愤怒等负面情绪，不合作。

3. 处理

对患者进行健康教育，解释操作目的，根据骨髓穿刺患者不良情绪产生的原因实施针对性护理，使患者以较为从容的心态面对检查。

4. 预防

对患者情绪进行评估，根据骨髓穿刺患者不良情绪产生的原因实施针对性护理。

（二）感染

1. 常见原因

1）细菌直接入侵。

2）医用物品消毒不严。

3）患者自身抵抗力低。

4）无菌操作不严格。

2. 风险表现

发热。

3. 处理

遵医嘱应用抗生素。

4. 预防

1）严格无菌操作。

2）必要时用抗生素预防感染。

（冷津楠）

第六节　外科护理风险与管理

一、术前准备不充分的护理风险与管理

（一）原因

1. 医嘱开具不及时。

2. 执行不及时或不充分（如清洁灌肠不彻底）。

3. 术前注意事项考虑不全面（义齿、个人物品）。

（二）风险表现

1. 需术前给予的药物或特殊处理未及时或正确给予。

2. 引起术后感染等多种并发症。

3. 导致手术延误、物品丢失甚至误吸。

（三）处理

及时发现问题，并采取恰当的补救措施。

（四）预防

1. 加强对医护人员专科知识的培训。

2. 术前准备流程化。

3. 管理者加强术前准备的检查工作。

二、留置导尿管的护理风险与管理

见"基础护理风险与管理"。

三、留置胃管的护理风险与管理

（一）原因

1. 执行操作的护士经验不足，技术操作不熟练。

2. 鼻腔黏膜血管丰富，且部分患者鼻黏膜水肿，鼻腔畸形或狭窄，置管困难。

3. 置管过程中出现呕吐或出血较多时，口鼻内容物可能误入气管。

4. 对于已有颅脑损伤的患者，胃管可能由鼻腔经颅底骨折处置入颅腔。

5. 有些危重患者虽置入气管但无呛咳反射，可能导致判断错误。

（二）风险表现

1. 鼻腔出血。

2. 误吸，出现呼吸困难，吸入性肺炎，严重者发生窒息。

3. 胃管误置入颅脑，可引出清亮透明的脑脊液，重者可损伤脑组织。

4. 误经气管注入肠内营养液，导致肺不张。

（三）处理

1. 更换经验丰富的护士。

2. 出血者暂停操作，如出血严重，可给予压迫止血或遵医嘱药物止血。

3. 出现呕吐或大量出血立即停止操作，采用负压吸引清理气道，防止误吸。

4. 如怀疑胃管置入位置错误，立即拔出。

（四）预防

1. 对护士定期进行技术操作培训和考核，经考核合格后方可进行操作。

2. 置管时摇高床头，昏迷患者头偏向一侧。

3. 严重外伤者置管前应先明确有无颅脑损伤。

4. 置管动作应轻柔，出血较多时暂停操作。

5. 对于昏迷等患者，应采用多种方法确认胃管在胃内后方可使用。

四、心理护理不到位的护理风险与管理

（一）原因

对手术过程和结果解释不恰当。

（二）风险表现

患者过度焦虑，影响手术。

（三）处理

1. 请高年资的护士或医生为患者讲解手术相关知识。

2. 请病区中手术成功的同种病例患者介绍治疗过程和体会。

（四）预防

1. 对护理人员的专科知识和讲解方式进行培训，使之做到"既要把手术过程中存在的危险讲清楚，又不会给患者带来过高的压力"。

2. 术前充分评估患者对疾病的认知程度、对手术和社会支持系统的期望值，及时发现引起情绪或心理变化的诱因，对症实施心理疏导。

五、术后留置引流管的护理风险与管理

（一）原因

1. 术后患者躁动。

2. 医护人员固定引流管不牢固，或在护理过程中未安放好引流管。

3. 引流物中含有较多的块状物，医护人员未及时疏通管路。

4. 护理人员未按操作规程消毒或未按时更换引流瓶。

5. 术后引流管种类较多，如肠造口引流、腹腔负压引流、腹腔冲洗管等多根管道可能同时存在。

（二）风险表现

1. 引流管脱出，引流瓶内无引流液或引流管持续引出气泡，引流无法正常进行，影响治疗的正常进行，如需重置，则增加了患者的痛苦，加大治疗难度。

2. 管路阻塞，引流袋内无液体引出，但患者体内相应腔隙间的压力增大，引起患

者的不适感，伤口敷料较多渗出，导致感染加重，影响医护人员对病情的正确判断，贻误病情。

3. 通道性感染，病原菌通过管路进入体内，引起感染。

4. 引流管错接，因各引流管标记不清，更换引流袋时连接错误，为进一步治疗和护理提供错误的信息，并增加感染概率。

（三）处理

1. 当引流瓶内无引流液或持续引出气泡时，护士应在可视范围内调整引流管的位置，如调整后无效，应及时通知医生进行换药，对引流管进行调整。

2. 当引流管完全脱出，护士应立即以无菌纱布覆盖伤口，同时报告医生，根据病情，在无菌条件下重新置入。切忌直接将脱出的引流管插回至伤口内。

3. 管路阻塞时，可试行更换外接引流管，或用注射器回吸引流液，如无法复通应及时报告医生给予拔除。

4. 发生感染时遵医嘱应用抗生素，防止炎症扩散。

5. 重新更换引流袋，并正确连接。

（四）预防

1. 妥善固定引流管，进行翻身等操作时注意保护管路。

2. 定时挤压和疏通引流管，保持管路通畅。

3. 定时更换引流袋，严格执行无菌操作原则。

4. 了解各管路的作用，并做好标记，防止接错。

六、尿潴留患者导尿的护理风险与管理

（一）原因

膀胱高度膨胀患者置管后首次放尿量过多。

（二）风险表现

一次性导尿超过 1 000 ml，易导致虚脱或血尿。

（三）处理

立即夹闭尿管，密切观察，有虚脱者对症处理，密切观察血尿情况，必要时遵医嘱应用止血药物。

（四）预防

导尿时使用量杯测量尿量，导出尿量 > 800 ml 者，应暂时夹闭尿管，间断多次放尿。一次导尿 > 500 ml 者导尿后应留置尿管，并定时夹闭尿管，以利于膀胱逼尿肌功能的恢复。

七、术后协助咳痰的护理风险与管理

（一）原因

1. 不正确的咳痰方法，导致切口处张力过大。

2. 护士咳痰的指导和协助方法不正确。

3. 患者术后存在感染、营养不良等因素，切口愈合不佳。

（二）风险表现

切口裂开、切口疼痛、出血，拆除敷料可见缝线断裂、局部皮肤及皮下组织不同程度裂开。

（三）处理

1. 安慰患者，做好心理护理，护理人员和患者均需保持镇静。

2. 禁食，给予胃肠减压。

3. 立即用无菌生理盐水纱布覆盖切口，并用腹带包扎。

4. 通知医生，护送患者入手术室重新缝合处理。

5. 如有内脏脱出，切勿在床旁还纳内脏，以免造成腹腔内感染。

（四）预防

1. 术前加强营养支持。

2. 切口外用腹带或胸带包扎。

3. 教会患者正确的咳痰方法，避免盲目用力，并在咳痰时提供适当的伤口支托。

八、各种引流管的护理风险与管理

（一）原因

1. 留置引流管的种类较多，各种引流管的护理要点有所不同。

2. 引流管的无菌条件要求较高。

3. 引流管不易固定。

（二）风险表现

1. 不同引流管错接，增加感染危险，为患者的观察和治疗提供错误的信息，延误病情。

2. 泌尿系感染。

3. 肾、膀胱造口管脱出，尿液外渗至周围组织间隙，引起感染，导致手术失败。

（三）处理

1. 更换引流袋，经严格消毒后正确连接。

2. 遵医嘱进行抗感染治疗。

3. 一旦脱出立即以无菌纱布覆盖伤口，报告医生，做好二次手术的准备。

（四）预防

1. 各引流管做好标识。

2. 尽量不拆卸接口处，冲洗或更换时严格无菌操作。

3. 无菌尿袋低于引流部位，防止尿液倒流。

4. 定时更换引流袋，保持瘘口周围皮肤清洁干燥。

5. 鼓励患者多饮水，每日 2 000～3 000 ml，以保证足够的尿量，增加内冲洗作用。

6. 妥善固定各引流管，在翻动患者时护士应注意保护管路，防止过度牵拉，肾、膀胱造口术后 2 周内严防脱出。

九、颅脑损伤患者吸痰的护理风险与管理

（一）原因

颅脑损伤患者可伴有颅底骨折或脑脊液漏，急诊患者在未排除颅底骨折的情况下可能需要吸痰。

（二）风险表现

为伴有颅底骨折、脑脊液漏的患者经鼻腔吸痰，可能会吸出大量脑积液甚至脑组织，且增加感染发生率。

（三）处理

疑有颅底骨折、脑脊液漏时，立即停止鼻腔吸痰，报告医生，做相应处理。

（四）预防

1. 对未排除颅底骨折的患者，禁止经鼻腔吸痰。

2. 经鼻腔吸痰时应注意观察吸出物的性状和颜色，及时发现异常情况。

十、保护性约束的护理风险与管理

（一）原因

1. 患者神志不清，躁动明显，用力或持续地做挣脱动作。

2. 患者癫痫、抽搐发作，肢体强烈收缩。

3. 患者持续保持某种强迫体位。

（二）风险表现

1. 约束部位皮肤擦伤。

2. 肢体骨折。

3. 关节强直。

（三）处理

一旦出现损伤，及时做相应处理，避免损伤进一步加重。

（四）预防

1. 所采用的约束用具应柔软、可调节。

2. 定时帮助患者变换体位，按摩肢体。

3. 注意观察患者状态，及时发现异常。

4. 持续躁动不能控制者，应及时与医生沟通，合理给予镇静药物。

十一、伤口裂开的护理风险与管理

（一）原因

1. 不正确的功能锻炼方法导致伤口处张力过大。

2. 因站立不稳、跌倒、坠床等原因导致突然用力过猛累及伤口。

3. 相关健康教育内容落实不到位。

4. 自身营养差。

（二）风险表现

伤口疼痛、出血，拆除敷料可见缝线断裂，局部皮肤及皮下组织不同程度地裂开。

（三）处理

1. 立即报告医生根据伤口裂开程度进行处理。

2. 行二次缝合处理的患者定时观察伤口敷料渗出情况。

（四）预防

1. 指导患者掌握正确的功能锻炼方法。

2. 根据个体差异及病情轻重制订合理的功能锻炼计划。

3. 使用气垫床的患者安放床档，避免因床铺过高、床边过软导致坠床或自床上滑倒。

4. 患者术后下床进行功能锻炼时需有陪同人员。

5. 加强健康教育及行动能力的评估，积极预防跌倒等意外伤害。

十二、重症患者大量输血输液的护理风险与管理

（一）原因

1. 输入的液体温度一般等于或低于室温，当输液量大、输液速度过快时，易导致体温过低。

2. 危重患者代偿能力降低，大量输液可能加重患者的心脏负担。

（二）风险表现

1. 体温过低，从而影响血液循环，降低组织细胞的代谢能力，加重病情。

2. 出现心力衰竭、肺水肿等相关症状。

（三）处理

1. 采用温毯机为患者复温。

2. 减慢输液速度，遵医嘱合理使用脱水利尿药物。

（四）预防

1. 评估患者的年龄、病情等情况，合理调节输液速度。

2. 密切观察生命体征，记录出入量，作为调节输液速度的依据。

（邹美琪）

第七节　妇科护理风险与管理

一、术前准备的护理风险与管理

（一）原因

1. 患者年龄大，文化水平低，理解表达能力差。

2. 手术前没有向患者交代手术相关的注意事项。

3. 没有询问患者过去的用药史，皮试结果判断有误。

（二）风险表现

1. 患者没有按照手术前的要求准备，造成手术准备工作不彻底或手术推迟。

2. 患者出现药物过敏反应。

3. 患者术前进食进饮。

4. 患者进手术室时仍然带着义齿、发卡、手表、现金及贵重物品等。

（三）处理

1. 对文化程度低的患者，可向其家属交代手术前的注意事项，或者写好书面的文字交给家属。

2. 视过敏反应的轻重，采取不同的处理措施。

3. 患者已经进餐的，要询问进餐的时间及进食量，告知麻醉医生，由麻醉医生和手术医生共同评估麻醉和手术风险。

4. 将义齿、发卡、手表、现金及贵重物品交予手术室外等候的家属，由家属写收条并签字。

5. 告知患者及陪护人员相关风险，做好病情观察及护理处置的记录。

（四）预防

1. 评估患者的文化程度。

2. 手术前与患者及其家属做好沟通，逐条讲明手术前的准备项目，语言上要通俗易懂，避免使用行话或者专业术语。

3. 抗生素皮试前，询问患者既往药物过敏史，备好盐酸肾上腺素。

4. 手术日晨告知患者取下义齿、发卡、手表、现金及贵重物品，交予家属保管。

二、术后腹部及阴道切口异常的风险与管理

（一）原因

1. 患者体形较胖，营养状况差，腹部切口较长。

2. 皮下负压引流装置出现故障。

3. 切口出现感染。

（二）风险表现

1. 腹部切口敷料及外阴敷料出现渗液、渗血情况。

2. 皮下负压吸引装置管道脱落，护士没有及时发现，引发患者和家属的投诉。

3. 切口不愈合。

（三）处理

1. 及时更换敷料，减少切口感染的机会。

2. 取出外阴纱布和阴道敷料，重新填塞纱布或遵医嘱使用止血药。

3. 重新衔接皮下负压吸引装置的管道。

4. 告知患者及陪护人员相关风险，做好护理处置的记录。

4. 注意做好护理记录、交班记录，交接班时注意交接发现引流不畅的情况。

（四）预防

1. 增加患者机体营养，鼓励患者多吃高蛋白食物，提高抵抗力。

2. 在使用前认真检查皮下负压吸引装置，保持管道通畅，各衔接处固定紧。

3. 患者回病房后，认真观察切口敷料是否出现渗液、渗血，如有异常及时报告医生。

4. 安抚患者和家属，解除其紧张情绪。

三、术后急腹症患者的护理风险与管理

（一）原因

1. 患者病情急，家属担忧且心情焦虑，语言急切，要求高。

2. 患者腹腔内失血多，外周循环差，护士静脉穿刺困难。

3. 护理文书记录不及时、不详细。

4. 病情观察不到位。

（二）风险表现

1. 患者有急腹症的症状和体征。

2. 患者和家属心情急切，与医护人员出现过激语言。

3. 护士静脉穿刺经验不丰富，影响及时的治疗。

4. 患者及家属要求复印病历。

（三）处理

1. 安抚患者和家属，对家属随时提出的问题和要求，尽可能给予回答和满足。

2. 更换有经验的护士静脉穿刺，确保患者治疗顺利进行。

3. 准确书写护理文书。

4. 专科学习培训，提高业务能力。

（四）预防

1. 制定急诊患者的抢救护理预案。

2. 耐心做好急诊患者和家属的安慰工作。

3. 加强护理技术操作培训力度。

4. 加强人员配备，护士及时书写护理记录。

四、绒毛膜癌患者化疗的护理风险与管理

（一）原因

1. 患者空腹体重测量不准确，致使药物剂量错误。

2. 患者在化疗期间，消化道反应严重，恶心、呕吐且进食少，易出现体虚，头晕。

（二）风险表现

1. 患者治疗效果不明显或不良反应严重。

2. 体质弱，发生摔倒和跌伤，引发家属投诉甚至纠纷。

（三）处理

1. 严格按要求测量空腹体重，必要时重新配置药物。

2. 检查患者摔伤的程度、全身状况，必要时行进一步检查和治疗。

3. 安慰患者和家属，告知患者及其家属相关风险，做好病情观察及治疗护理处置的护理文书记录。

（四）预防

1. 严格掌握测量空腹体重的方法，保证输入化疗药物的剂量准确、适当。

2. 及早使用预防消化道反应的药物，减轻患者的不良反应。

3. 加强患者的饮食指导，增加其营养。

4. 告诉患者和家属在用药期间可能出现的不良反应，引起双方的重视。

5. 加强临床巡视，发现问题及时解决。

（樊晓珂）

第八节　产科护理风险与管理

一、脐带脱垂的护理风险与管理

脐带脱垂是指破膜后脐带脱出至胎先露下方，经宫颈进入阴道内，甚至显露于外阴部。

（一）原因

1. 胎头入盆困难。

2. 胎位异常，如臀先露、肩先露、枕后位。

3. 脐带过长。

4. 羊水过多。

5. 胎膜早破后处理不当。

（二）风险表现

1. 胎心率异常。

2. 胎心突然消失，胎死宫内。

3. 阴道内诊可触及脐带。

（三）处理

1. 一旦发生脐带脱垂，胎心尚好，胎儿存活时，应争取尽快娩出胎儿。

2. 阴道检查发现有脐带先露，要将先露部分上推至骨盆入口以上，以减轻脐带受压，同时做好手术准备。

3. 娩出方式根据宫内情况选择阴道助产或就地剖宫产，以最短时间娩出胎儿为目标。

4. 通知新生儿科医生到场，做好新生儿抢救准备。

5. 告知产妇家属相关风险，做好病情观察及治疗护理处置的护理文书记录。

（四）预防

1. 在孕期保健时向孕妇讲解胎膜早破后产妇需要采取的自我保护措施。

2. 护士接诊胎膜早破产妇，应立即嘱其取平卧位，听取并记录胎心，通知医生，做阴道检查。

3. 对羊水量多、流出速度快的产妇要取臀高位。

4. 行人工破膜时，应选择宫缩间隙。羊水量多、胎胞张力大者，可用针头破膜，用手指堵在破口处，控制羊水缓慢流出。

5. 产房准备好剖宫产手术包，以备就地剖宫产使用。

6. 准确及时记录胎心情况，如发现异常及时与家属沟通。

7. 每班检查新生儿抢救物品及药品，保持性能良好，随时备用。

二、产后出血的护理风险与管理

产后出血是指胎儿娩出后 24 小时内阴道出血量超过 500 ml，是分娩期的严重并发症之一。

（一）原因

1. 子宫收缩乏力。

2. 胎膜滞留、粘连或部分残留。

3. 软产道裂伤。

4. 凝血功能障碍。

（二）风险表现

1. 阴道出血过多。

2. 失血性休克的相应症状和体征。

（三）处理

1. 立即通知医生，积极查找病因，给予对症处理，迅速止血。

2. 平卧、吸氧、保暖。

3. 建立大静脉输液通道，抽血配血，快速补充血容量。

4. 如如为宫缩乏力引起出血，可采取以下措施加强宫缩：

1）按摩子宫：先导尿排空膀胱，护士一只手置于子宫下段部位，拇指及其余 4 指分别置于下腹两侧，上扶子宫，另一只手则在子宫底部，压迫宫底，挤出宫腔内积血，均匀有节律地按摩子宫，直到子宫恢复正常收缩为止。

2）遵医嘱使用子宫收缩药物，如缩宫素、卡孕栓、米索前列醇类药物。

3）经上述两种方法处理止血效果不佳时，可采用双手压迫法或宫腔纱条堵塞法止血，护士与医生核对并记录宫腔填入大纱条的数量。

4）以上方法处理无效时，应协助医生行手术止血。

5. 如为胎盘因素引起出血，应配合医生立即行阴道及宫腔检查，如胎盘已剥离则取出胎盘，如胎盘粘连可行徒手剥离胎盘，如有胎盘胎膜残留，护士手扶宫底，配合医生行清宫术，如有胎盘植入，则需要手术切除子宫。

6. 如为软产道裂伤，立即配合医生按解剖层次缝合止血。

7. 排除上述因素后仍有出血，应考虑凝血功能障碍，遵医嘱及时补充新鲜全血、血小板、凝血酶原复合物、纤维蛋白原等。

8. 抢救过程中，严密观察病情变化，5~10分钟测量并记录生命体征1次，必要时持续心电监护。

9. 采取接血盘或接血袋收集阴道出血，正确估计出血量。

（四）预防

1. 正确处理产程

1）第一产程：注意休息、饮食、防止疲劳和产程延长；合理使用镇静剂。

2）第二产程：认真保护会阴，正确掌握会阴切开的指征和时机，阴道手术应轻柔规范。正确指导产妇使用腹压，避免胎儿娩出过快，造成软产道裂伤。对有产程延长、多胎妊娠、羊水过多、巨大胎儿等因素的产妇，应在此产程中常规建立静脉通道，方便胎儿娩出后立即使用宫缩剂，并为抢救赢得时机。

3）第三产程：不过早牵拉脐带，胎儿娩出后可等待15分钟；如有阴道出血应立即通知医生，查明原因，及时处理；胎盘娩出后应仔细检查有无胎盘缺损或副胎盘残留，检查软产道有无损伤及血肿。

2. 加强产后观察

产后2小时是出血的高峰期，应在产房观察。出血不多，方可送回病房。观察内容应包括产妇生命体征、子宫收缩及阴道出血情况，15~30分钟记录1次，发现异常及时报告医生。产后要及时排空膀胱，避免膀胱充盈，尿潴留影响子宫收缩。

三、羊水栓塞的护理风险与管理

羊水栓塞是指在分娩过程中，羊水突然进入母体血液循环引起急性肺栓塞、休克、弥散性血管内凝血（DIC）、肾衰竭或突发死亡的分娩严重并发症。

（一）原因

1. 宫缩过强致使羊膜腔内压力增高。

2. 宫颈或子宫损伤处有开放的静脉血管或血窦存在。

3. 当胎膜破裂后，羊水由开放的血管或血窦进入母体血液循环。

（二）风险表现

1. 在分娩过程中或胎儿娩出后短时间内，出现烦躁不安、寒战、气急、呕吐等先兆症状，继而出现呛咳、呼吸困难、发绀及休克症状，休克程度与阴道出血量不成正比，严重者突然惊叫一声，血压急剧下降，可数分钟内死亡。

2. 度过前一阶段后，进入DIC期，表现为难以控制的全身广泛性出血，产妇可因出血而导致休克，甚至死亡。

3. 度过前两阶段后，出现少尿、无尿、肾衰竭。

（三）处理

1. 立即通知医生并启动抢救小组。

2. 保证氧气供给，保持呼吸道通畅，行面罩加压给氧或气管插管、气管切开给氧，必要时呼吸机辅助呼吸。

3. 建立 2~3 条大静脉通道，快速补液、补血。

4. 立即停止使用宫缩剂。

5. 持续多功能心电监护，及时观察并记录血气、血氧饱和度、生命体征、瞳孔、意识，记录尿量及出血情况。

6. 严格遵医嘱使用解痉、抗过敏、抗休克及纠酸类药物。

7. 在抢救过程中，根据宫口开大情况配合医生就地剖宫产或阴道助产尽快结束分娩，必要时行子宫切除。

8. 留取血液标本，送镜检，作为诊断羊水栓塞的依据。

（四）预防

1. 分娩前向家属交代，羊水栓塞是分娩的严重并发症之一，病死率为 70%~80%。

2. 消除引起宫缩过强的外界因素，严格按规定使用宫缩剂。

3. 加强产程监护，发现宫缩过强，应通知医生，必要时使用解痉、镇静药物。

4. 待产过程中，禁止人工扩张宫口，避免宫颈损伤。

5. 人工破膜应选择在宫缩间隙。

6. 定期对全体护理人员进行模拟训练，使护士对羊水栓塞有较高的警觉性，熟练掌握急救及监护技术。

7. 执行口头医嘱时，应当重复医嘱内容，备好药与医生查对后方可执行，抢救完毕后，督促医生及时补开医嘱。

8. 抢救过程中要指定专人记录用药、病情变化及各级人员到场情况。

9. 注意及时与家属沟通，稳定家属情绪，如产妇不幸死亡，要做好家属的善后工作。

四、会阴Ⅲ度裂伤的护理风险与管理

会阴Ⅲ度裂伤是分娩时最严重的会阴裂伤，除盆底肌肉、阴道黏膜和会阴裂伤外，还累及部分或全部肛门括约肌，甚至达直肠黏膜。

（一）原因

1. 产力过强，宫缩过强或产妇向下屏气用力过猛，会阴及阴道未充分扩张。

2. 胎头过大，巨大胎儿或胎头未以最小径线娩出。

3. 会阴条件较差，如会阴体过长，会阴组织肥厚，缺乏弹性，会阴部病变等。

4. 接产手法不当。

5. 阴道助产，切口不够大。

6. 带教过程中，学习人员接产，经验不足。

（二）风险表现

1. 胎儿娩出后，检查软产道可见裂伤累及部分或全部肛门括约肌。

2. 以示指进入肛门，嘱产妇缩肛时无收缩力。

3. 阴道持续新鲜出血较多。

（三）处理

1. 立即报告有经验的医生到场，协助缝合。

2. 严格无菌操作，彻底止血，认清解剖关系，逐层缝合。

3. 术后保持局部清洁，使用抗生素预防感染。

4. 给产妇无渣流质饮食，控制排便 3 日，随后软化粪便。

（四）预防

1. 孕晚期训练及指导孕产妇在分娩时正确应用腹压及深呼吸，以免胎头娩出过快。

2. 孕早期做阴道检查，及时发现软产道异常，如瘢痕、狭窄等，在分娩时做相应处理，阴道瘢痕无法扩展者宜尽早行剖宫产。

3. 接产人员要了解产程进展，掌握接产要领，正确保护会阴。

4. 学习人员单独接生前，应以模型练习为主，接受系统培训，带教人员随时把握学生的实际操作能力，不可放手过早，带教人员要对学生的一切操作后果负责。

5. 准确判断会阴阴道的伸展情况，遇会阴条件不好或需手术助产时，应及时做足够大小的会阴侧切。

五、新生儿窒息的护理风险与管理

新生儿窒息是指新生儿出生后 1 分钟内无呼吸或无规则呼吸。

（一）原因

1. 孕母因素

妊娠期高血压疾病，急性失血，严重贫血，休克，子宫过度膨胀，子宫痉挛，子宫血管狭窄，严重心、肺疾病等。

2. 脐带因素

脐带脱垂、打结、绕颈、扭转、过长、过短等。

3. 胎盘因素

前置胎盘、胎盘早剥、胎盘功能不全等。

4. 胎儿因素

宫内发育迟缓、早产、过期产、先天畸形等。

5. 产程中因素

滞产、急产、多胎、手术产、分娩前应用麻醉药、胎位异常等。

6. 新生儿因素

肺不张、肺未发育或发育不全、肺血流灌注不足、中枢抑制等。

（二）风险表现

1. 新生儿出生后无呼吸或呼吸不规则。

2. 无心搏或心率 <100 次/分。

3. 四肢肌肉松弛或肌张力低。

4. 对刺激无反应或仅有皱眉动作。

5. 皮肤颜色苍白或青紫。

（三）处理

1. 立即评估窒息程度：以阿普加（Apgar）评分为标准，4～7 分为轻度窒息，0～3 分为重度窒息。

2. 协助医生采取复苏方案

1) 清理呼吸道。

2) 建立呼吸，增加通气。

3) 建立正常循环。

4) 药物治疗。

5) 评价监护。

3. 详细记录评估结果和复苏过程。

（四）预防

1. 每班检查新生儿抢救物品及药品，保持性能良好，随时备用。

2. 仔细阅读孕期病历，掌握孕期情况，及时发现高危因素，提前做好新生儿复苏人员及物品的准备。

3. 临产后严密监测胎心变化，及时发现胎儿窘迫征象。

4. 分娩时至少要有 1 名受过复苏训练的人员在场，有高危因素时要通知新生儿科医生到场，做好新生儿抢救准备。

5. 及时将新生儿复苏情况与家属沟通。

6. 将新生儿复苏流程图及用药方案挂在产房复苏台的上方。

7. 定期组织新生儿复苏培训，使全体产科护士都能快速、准确地配合医生抢救。

（王冬梅）

第九节 儿科护理风险与管理

一、新生儿疾病的一般护理风险与管理

（一）原因

小儿自出生至生后 28 天称新生儿期。新生儿初离母体，发育尚未完善，生理功能差，适应外界的能力差，容易患病，且病情变化快，病死率高。

（二）风险表现

预防感染、保暖、喂养、脐带及皮肤护理、臀部及胎便的观察处置不当，输液中操作不顺利，或引发不良输液反应，均会导致患儿家长的不满。

（三）处理

1. 安抚其家长，做好解释工作。

2. 更换经验丰富的护士进行第二次操作。

3. 每项操作前都要认真细致准备，尽量集中完成操作。

4. 选择合理的时间段进行治疗。

（四）预防

1. 严格执行静脉穿刺操作规程；操作前与患儿家长沟通，讲清该项操作的难度、风险，如行深部静脉穿刺要签署风险告知书。

2. 穿刺术应由经验丰富的护士操作，最好固定护士操作；操作护士要熟悉患儿的情况，输液速度不宜过快，按葡萄糖浓度计算，每小时 6 ~ 8 mg/kg 为宜。

3. 密切观察新生儿的体温、呼吸、体重、皮肤、吃奶情况、尿量、排便情况，避免在操作前后喂奶，以防发生吐奶、呛咳等危险。

4. 每日检查皮肤、口腔情况，尤其是脐带、腋下、腹股沟等部位，认真指导陪护的家长，发现异常情况及时报告医生。

5. 脱水、禁食的患儿每日定时称 1 次体重，并在补完累计丢失的液体量后再次称体重。

6. 入院时已有臀红或入院后发生臀红、尿布疹，更应当细心护理，可勤换尿布，适当暴露局部，或用"神灯"理疗臀部，尽量保持局部的干燥，但注意不要着凉或烫伤。

7. 患儿放在暖箱的应加强巡视，注意暖箱通电情况及温度。

8. 避免出现错抱患儿情况。

二、新生儿呕吐的护理风险与管理

（一）原因

呕吐为新生儿临床常见症状之一，及时寻找原因，如消化道畸形、新生儿喂养不当、幽门痉挛、贲门松弛、胃扭转、咽下综合征、各种感染及胃肠功能失调等。

（二）风险表现

患儿出现呕吐、吐奶、呛奶、发憋等症状。

（三）处理

1. 按医嘱禁食、洗胃或试喂奶。

2. 观察喂奶时有无呛奶、发绀，喂完后患儿取右侧半卧位。

3. 观察呕吐出现的时间，呕吐物内容、量、性质等。每次吐后洗净面颊及颈部，颊部可涂少许凡士林油保护皮肤。

4. 观察胎便及腹胀情况，记出入量。

5. 注意告知患儿家长相关风险，做好病情观察及治疗护理处置的护理文书记录。

（四）预防

1. 及时寻找呕吐原因，认真观察病情，为医生及早做出诊断提供有利依据。

2. 禁食患儿按医嘱输液及护理。

3. 指导家长能够应对突发情况，对患儿的体位、禁食期间的处理、呕吐等情况预先告知，避免造成紧张或继发感染。

三、新生儿肺炎的护理风险与管理

（一）原因

新生儿呼吸道防疫功能差，易患肺炎。可分为吸入性肺炎和感染性肺炎两大类，也可两类并存。最常见的致病菌为大肠杆菌、金黄色葡萄球菌和白色葡萄球菌。

（二）风险表现

患儿表现为反应差、拒奶、呼吸浅促、吐沫、呛奶等。尤其以金黄色葡萄球菌性肺炎治疗不当，易合并脓气胸而预后不佳。

（三）处理

1. 病室要空气新鲜，阳光充足，注意通风。通风时注意患儿的保暖。

2. 患儿按照病原及病程分室居住，医护人员进病室要戴口罩。

3. 喂养中要注意每日的液体入量，按照每日 80 ml/kg 计算，不足部分由静脉输液补充。

4. 保持呼吸道通畅，可按照医嘱给予雾化吸入治疗。

5. 密切观察病情变化，如体温、脉搏、呼吸等，体温 39℃以上的给予物理降温。

6. 注意告知患儿家长相关风险，做好病情观察及治疗护理处置的护理文书记录。

（四）预防

1. 避免输液过快。

2. 高热时忌用阿司匹林退热药，因阿司匹林可使凝血酶原减少，易导致全身性出血。

3. 如突然发生呼吸困难，青紫加重，应立即报告医生，早期发现脓气胸。

四、新生儿黄疸的护理风险与管理

（一）原因

新生儿期间由于胆红素代谢异常，血胆红素 >34.2 μmol/L 时，皮肤、巩膜可出现黄染称黄疸；足月新生儿血胆红素 >205 μmol/L，早产儿血胆红素 >256.51 μmol/L 称高胆红素血症。

（二）风险表现

黄疸分生理性和病理性 2 种。

1. 生理性黄疸

足月儿多见于生后 2～3 日，一般 7～10 日黄疸会自然消失。未成熟儿生理性黄疸较足月儿迟 1～2 日，程度稍重，血胆红素不超过 256.5 μmol/L，一般无须治疗，但要密切注意黄疸的变化。消失过晚，则需排除病理性因素。

2. 病理性黄疸

多因新生儿败血症、新生儿肝炎综合征、新生儿溶血病等疾病引起。新生儿胆红素脑病多见于新生儿溶血患儿，1 周内血胆红素超过 340 μmol/L，出现嗜睡、尖叫、肌张力低下或痉挛及"落日眼"等症状称胆红素脑病，可因呼吸衰竭而死亡，抢救成功多有后遗症。

（三）处理

1. 新生儿肝炎综合征

1）明确病因，进行床边隔离。

2）供给足够的水分、热量，观察精神、神志、腹胀等变化，食欲差、入量不足的应及时报告医生。

3）观察患儿皮肤、巩膜黄疸的变化，尿便颜色的变化，详细记录，以协助判断黄疸的性质。

4）按医嘱完成各项治疗并观察疗效，如保肝药物的注入等。

2. 新生儿溶血病

ABO 溶血第一胎即可发生，Rh 溶血多见于第二胎。

1）蓝色荧光灯照射治疗护理：包括患儿的保护，箱温调至30℃左右，2～4 小时测体温、呼吸 1 次，灯管与患儿的皮肤距离33～55 cm 等。

2）换血疗法的护理：要严格掌握适应证，注意血源选择、术前护理及术后护理。

3. 新生儿胆红素脑病

1）备齐急救药物、氧气、吸痰器。

2）吞咽功能不全的患儿可鼻饲，抬高床头避免误吸，或采取侧卧、头偏向一侧。

3）密切观察皮肤、巩膜、精神、惊厥发作等变化，及时报告医生。

（四）预防

1. 及时、耐心地指导家长配合治疗的有关训练，如喂养方法，患儿的吞咽能力、肢体被动锻炼、智力训练。

2. 手术患儿要按医嘱控制输液量，术后2～4 小时试喂葡萄糖水后 1 小时再喂奶。

3. Rh 血型不合的溶血，选用 Rh（-）与患儿同型或 O 型血源；ABO 血型不合的溶血，最好采用 AB 型血浆和 O 型血细胞混合的血源，如无条件可选用抗 A 及抗 B 效价不高的 O 型血源。

4. 对于病理性黄疸，要注意告知患儿家长相关风险，做好病情观察及治疗护理处置的护理文书记录。

五、儿科意外事件的风险与管理

（一）原因

儿童患者为未成年人，对生活中的风险没有认识，护理操作中留下的隐患，都容易引发意外事件。主要表现在：

1. 无家属陪护时，患儿的床档没有拉起。

2. 护士在进行治疗护理操作后没有及时将针头、安瓿等清理干净，遗留在患儿床头柜或者床上。

3. 热水瓶摆放位置不妥。

4. 输液时患儿在病房四处走动，或者嬉戏打闹。

5. 患儿用棉被蒙头睡觉。

6. 家属将不符合有关标准的食物、玩具等给患儿玩耍。

（二）风险表现

1. 患儿坠床、摔伤。

2. 患儿外出散步时走失。

3. 护士疏忽大意造成针头、空安瓿遗留床上或者床头柜上，导致患儿误伤或者患儿拿来当玩具时误伤。

4. 将食物、纽扣、小玩具等误吸、误咽。

5. 患儿被输液架砸伤，热水瓶烫伤。

6. 蒙被综合征。

（三）处理

1. 及时将有关意外事件情况向医生报告。

2. 及时清除异物，对受伤患儿进行恰当处理。

3. 对于患儿走失的，与家属和相关人员进行查找。

4. 对患儿及其家属进行安抚，属于医院责任的，应当进行道歉。

5. 注意告知患儿家长相关风险，做好相关处置记录。

（四）预防

1. 与患儿家长签署陪护告知书，随手安好床档。

2. 护士在执行护理治疗行为时规范操作，及时将医疗废弃的针头、安瓿等放置在治疗托盘上，操作完毕须检查患儿床铺、床头柜，确定没有遗留医疗废弃物后方可离开。

3. 热水瓶放置在患儿接触不到的地方，并且要固定稳妥。

4. 发现患儿在输液时四处走动或者在病房嬉戏打闹时要及时制止。

5. 要对患儿及其家属进行安全教育，发现可能有安全隐患的事情，要及时纠正，对于发现患方的危险行为，护士实施的安全教育及纠正情况要记录到护理记录中。

六、新生儿重症常规监护的护理风险与管理

（一）原因

接到新患儿入院通知后要做好各种准备工作，防止消毒措施不当、仪器使用不当、急救药品准备不充分，造成患儿的抢救延误。

（二）风险表现

1. 呼吸机管道未及时消毒、更换。

2. 暖箱或辐射保暖台未预热，暖箱使用中的温度变化大。

3. 未严格交接班，造成部分仪器的使用存在问题。

4. 未认真检查急救用品，包括氧气、吸痰器、药品、呼吸机湿化器、监护仪。

5. 医务人员消毒措施不好，造成交叉感染。

（三）处理

注意告知患儿家长相关风险，做好病情观察及治疗护理处置的护理文书记录。

（四）预防

1. 任何人接触患儿前后都要洗手。医务人员的双手是交叉感染的最危险传播途径。

2. 接到新患儿入院通知后，认真检查呼吸机、监护仪运转是否正常。

3. 快速准确对患儿的体征进行测量、检查，包括体温、脉搏、呼吸，称体重，量头围、胸围、腹围，随时观察生命体征的变化。

4. 观察患儿的呼吸情况，决定是否立即需要吸痰、吸氧气、气管插管及使用呼吸机，及时上报医生。

5. 对特殊的患儿一定严格床旁交班。

6. 检查患儿的静脉滴注是否通畅，记录单位时间内的出入量，总液量按照医嘱要求准时、准量地输入。

（林丽丽）

第十节　手术室护理风险与管理

手术室是实施手术的地方，而手术本身又是风险最大的治疗措施。因此，手术的护理风险格外重要。

一、接错患者的风险与管理

（一）原因

1. 未根据手术通知单接手术患者。

2. 接患者的人员思想不集中，未认真核对科室，患者姓名、床号、性别、诊断、手术部位名称等。

3. 患者术前紧张及应用镇静药后，不能正确回答问话，易发生接错患者或放错手术间。

（二）风险表现

不该做手术的患者被接来，或患者安置手术间错误，为医疗差错、事故埋下隐患。

（三）处理

1. 立即停止操作，仔细查找原因，纠正错误。

2. 安抚患者，做好解释工作。

3. 及时向护士长汇报，通知科室主管医生，协助做好善后工作。

（四）预防

1. 严格执行《手术室接送患者制度》。

2. 接患者前认真核对手术通知单。

3. 接患者的人员要到患者床旁核对患者姓名、床号、性别等。

4. 患者应有护士接送，最好安排配合手术的护士接送。

二、输错血的风险与管理

（一）原因

1. 血型搞错。

2. 没有严格执行输血查对制度。

（二）风险表现

发热、畏寒、呼吸困难、血红蛋白尿、休克。

（三）处理

1. 立即停止输血，更换输液器，输生理盐水，遵医嘱给予抗过敏药物。

2. 情况严重者通知医生立即停止手术，保留输血制品及有关设备，以待检验。

3. 病情紧急的患者备好抢救药品及物品，配合麻醉医生进行紧急救治，给予氧气吸入。

4. 按要求填写输血反应报告卡，上报输血科。

5. 溶血、输血严重反应时，抽取患者血样与血袋一起送输血科。

6. 加强病情观察，做好抢救记录。

（四）预防

1. 严格执行输血查对制度。

2. 输血前做到 2 人核对，核对患者和供血者姓名、输血号、住院号、血型、交叉配血结果及采血日期等，无误后方可输血。

三、手术体位安置不当致损伤的风险与管理

（一）原因

手术时体位安置不当容易导致损伤，如压疮、神经损伤、软组织损伤。

（二）风险表现

引起神经麻痹，支配的肢体功能受限；压伤的组织红、肿或出现水疱，静脉回流受阻。

（三）处理

1. 重新调整体位。

2. 局部消炎、理疗。

3. 局部肌肉按摩、针灸，应用神经生长或营养药。

4. 做好患者的解释、善后处理工作。

（四）预防

1. 掌握各种手术体位的摆放方法及注意事项。

2. 掌握摆体位的原则，保持呼吸、循环功能，充分暴露手术野，使患者舒适，固定牢固。

3. 机体的着床支点避开神经走行的部位，避免肢体受压造成神经麻痹。

4. 保持皮肤清洁干燥，手术床单平整、清洁，防止损伤皮肤。

四、手术中器械准备不足或不良的风险与管理

（一）原因

1. 器械护士接手术通知单时，未仔细查看手术名称。

2. 特殊手术未与手术医生沟通。

3. 常规及急诊手术包配备不到位。

4. 洗手及巡回护士术前未再次仔细查对器械是否齐全。

（二）风险表现

1. 延误手术时间。

2. 取消手术。

3. 患者家属不满意。

（三）处理

1. 立即启用应急的器械包。

2. 向患者家属及时告知。

（四）预防

1. 手术前护士应根据手术需要准备器械，并应检查其性能是否良好。

2. 施行重大或特殊手术所需特殊器械，手术者应在手术前一日及时与手术室护士沟通，准备充分，以保证手术的顺利进行。

3. 在进行重要手术步骤前，手术者应先检查器械是否合适，发现有问题的器械，及时交巡回护士处理。

4. 根据需要备齐常规器械包，同时应备有应急的器械包。

5. 中等以上的手术，要通过术前访视了解患者情况及手术医生的需求，保证手术的顺利进行。

五、误用未消毒的或未达到消毒灭菌的手术器械和物品的风险与管理

（一）原因

1. 消毒管理制度不健全。

2. 消毒和未消毒物品混合放置在一起。

3. 使用前未检查消毒效果、日期、名称，包装是否松散、潮湿、破损。

（二）风险表现

患者出现切口感染、全身感染症状。

（三）处理

1. 更换消毒物品。

2. 切口消炎处理。

3. 静脉输入抗生素。

4. 通知医生，及时会诊处理。

（四）预防

1. 严格执行查对制度、消毒隔离制度。

2. 消毒和未消毒物品要分开放置并有明显标识。

3. 消毒员持证上岗，消毒灭菌物品要彻底。

六、手术与麻醉并发症——心搏骤停的风险与管理

（一）原因

1. 患者患有器质性心脏病，引起心脏突然丧失泵血功能。

2. 手术麻醉意外的发生。

（二）风险表现

1. 神志突然消失，大动脉搏动消失。

2. 听不到心音，血压测不到。

3. 呼吸停止。

4. 手术创面血色变紫、渗血或出血停止。

5. 瞳孔散大，无任何反射。

（三）处理

1. 立即与医生分秒必争进行现场抢救。

2. 胸外心脏按压、除颤、心内注射等。

3. 通知护士长。

4. 准确记录抢救时间、血压、药物剂量、给药途径及出入量。

5. 严密观察尿量变化、肢端颜色、意识状态。

6. 保持静脉通畅，补充有效循环血量。

（四）预防

1. 备齐抢救所需药物。

2. 备齐抢救仪器设备（监护仪、除颤器等），保障其功能状态。

3. 制定应急处理预案，经常进行急救演练，做到有备无患。

（宋晓芳）

第十一节　ICU护理风险与管理

一、工作人员应急能力低的风险与管理

（一）原因

1. 缺乏工作经验，专业理论及基础知识掌握不牢固，对危重患者的评估能力低。

2. 不能熟练地使用抢救仪器，救护技术不熟练。

（二）预防

1. 对新进入ICU工作的护士进行规范化培训，熟练掌握各种仪器的使用方法、常

见疾病的观察要点、护理要点及危重患者抢救技术等。

2. 按照人员层次、工作能力等合理进行排班，做好传、帮、带工作。

3. 加强护士专业理论和基础知识方面的学习，定期组织护士学习新知识、新业务、新技术，并进行理论、监护水平、护理技能、应急能力考试，提高工作人员的专业水平。

二、约束带损伤的风险与管理

（一）原因

错误估计重症患者的神志情况，约束带过松或过紧。

（二）风险表现

约束带过松，往往导致肢体活动度过大甚至滑脱，神志不清的患者会由此失手引起身体其他部位伤害或意外拔管情况发生。约束带过紧会造成患者精神恐惧、躁动不安，或引起肢体供血障碍。

（三）处理

1. 保持肢体活动度 < 10 cm。

2. 躁动厉害的患者与医生进行沟通，采用适量的镇静药物。

3. 使用松节油或凡士林等润滑油减轻肢体摩擦。

（四）预防

1. 正确进行病情评价，确定患者神志状态。

2. 采用柔软材质的标准约束带，必要时可局部应用海绵垫等。

3. 及时观察约束带的固定情况，保持松紧适宜。

三、动、静脉穿刺失败的风险与管理

（一）原因

1. 患者血管条件差。

2. 执行穿刺操作的护士经验不足，操作技术不熟练。

（二）风险表现

多次穿刺失败，血管刺破，穿刺部位出现渗血、血肿，引发患者或其家属的不满。

（三）处理

1. 安抚患者及其家属，做好解释工作。

2. 更换经验丰富的护士。

3. 局部处理。

（四）预防

1. 严格执行中心静脉穿刺操作规程。

2. 操作前与患者及其家属沟通，讲清该项操作的难度、风险，并签署风险告知书。

3. 内瘘穿刺术应由经验丰富的护士操作，最好固定护士操作，熟悉每个患者的内瘘情况。

四、呼吸机运转不良的风险与管理

（一）原因

1. 不熟悉机器的使用及故障排除方法。

2. 机器异常运转时没有及时发现。

3. 使用性能不良的呼吸机。

（二）风险表现

1. 呼吸机频率与正常呼吸频率不符，形成人机对抗。

2. 呼吸机不能正常工作，造成患者窒息。

3. 压缩机停转，引起吸入纯氧，造成氧中毒。

（三）处理

1. 及时查找故障源，排除故障。

2. 在自我查找不能明确故障的情况下，及时向护士长汇报，通知值班医生。

3. 必要时联系厂家维修。

（四）预防

1. 熟悉机器使用及排除故障的方法。

2. 使用前调协好各种报警装置并密切监视，发生故障及时排除。

3. 机器定时检修、保养。

4. 呼吸机专人负责，定期维护，保证其完好状态。

五、重症患者发生误吸的风险与管理

（一）原因

重症患者往往合并胃肠动力障碍，经胃肠营养的患者可发生误吸，进而引发肺部感染或吸入性肺炎。

（二）风险表现

患者发生误吸之后，可以即刻出现相应的临床表现，轻者表现为呛咳、咳嗽不止，重者会出现呼吸困难、呼吸抑制，甚至呼吸停止以及相应的窒息征象。

发生误吸经及时抢救后，可能会出现一些远期的临床症状，如肺部感染、吸入性肺炎等。

（三）处理

早期可以实施吸痰等措施。对于出现肺部感染、吸入性肺炎的患者，应当遵医嘱对症处理。

（四）预防

1. ICU 患者半卧位较平卧位时，呼吸机相关性肺炎的发生率明显下降。

2. 经胃营养患者应严密检查胃腔残留量，避免误吸的危险，通常需要每 6 小时后抽吸 1 次胃腔残留量。如果潴留量≤200 ml，可维持原速度；如果潴留量≤100 ml，增加输注速度 20 ml/h；如果残留量≥200 ml，应暂时停止输注或降低输注速度。

3. 重症患者在接受肠内营养（特别经胃）时应床头抬高，最好为 30°~45°。

4. 备吸痰器，及时清理呼吸道分泌物。

（宋晓芳）

第十二节　供应中心护理风险与管理

一、物品包质量不合格的风险与管理

（一）原因

1. 包内物品清洗处理不彻底，留有血渍、锈渍等。

2. 各种穿刺针有倒钩、弯曲，关节使用不灵活。

3. 各种器械不配套。

4. 外包装破损。

（二）风险表现

1. 血渍、锈渍影响灭菌效果，如果使用容易增加院内感染机会。

2. 外包装破损，灭菌包已被污染。

3. 各种器械不配套，关节不灵活，各种穿刺针有倒钩、弯曲均影响正常操作，延误治疗，易引发纠纷。

（三）处理

1. 操作前应检查无菌包是否符合标准，不符合标准应立即更换。

2. 若无菌包内器械有问题，立即更换。

3. 安抚患者或家属，做好补救工作。

（四）预防

1. 工作人员严格执行物品清洗规范要求。

2. 严格查对，仔细检查每件物品。

3. 配套机械安装后要反复检查其性能。

4. 每天检查外包布有无破损，如果破损或有严重污渍时应更换。

5. 注重环节质量管理，责任到人并有记录，建立追溯制度。

二、消毒柜内物品装载质量不合格的风险与管理

（一）原因

1. 超载或者小剂量效应，造成残留空气影响灭菌效果。

2. 摆放不规范。

3. 包与包之间无空隙不利于灭菌。

（二）风险表现

消毒物品不达标，延误临床使用或误使用造成临床感染。

（三）处理

1. 对不达标的物品重新清洗、包装、消毒、灭菌。

2. 严格执行卫生部门消毒柜内物品的装载质量规范，物品摆放符合要求。

（四）预防

1. 下排汽灭菌器的装载量不得超过柜室容积的80%，预真空灭菌器的装载量不得超过柜室容积的90%，同时预真空和脉动真空压力蒸汽灭菌器的装载量又分别不得少于柜室容积的10%和5%。

2. 混合装载时，难灭菌的大包放在上层，较易灭菌的小包放在下层，敷料包放在上层，金属物品放在下层。

3. 物品装放时上、下、左、右需要有一定空间，以利于蒸汽流通。

4. 消毒员必须持证上岗，掌握消毒柜的使用原理和操作规程。

5. 手术器械包、硬式容器要平放，盆、盘、碗类物品斜放，玻璃瓶底部无孔的器皿类物品应倒立或侧放，纸袋、纸塑类包装应倒放，包内容器开口朝向一致。

三、无菌物品存放质量不合格的风险与管理

（一）原因

1. 存放无菌物品的橱柜摆放不合格。

2. 消毒液擦拭不及时。

3. 紫外线空气消毒未按规定执行。

（二）风险表现

1. 易出现过期无菌包或工作人员发错包。

2. 无菌物品易被污染。

（三）处理

1. 根据不同的物品分类放置，按有效应用期顺序摆放，左放右取（左边有效期相对长的物品，右边有效期相对短的物品）。

2. 对空气、物体表面按消毒隔离规范要求重新消毒。

（四）预防

1. 无菌物品存放橱应离天花板50 cm，离地面20 cm，距墙壁5 cm，防止来自屋顶、地面及墙壁的污染。

2. 消毒液浓度、擦拭时间及次数按规定执行。

3. 每日紫外线空气消毒2次，每次1小时。

4. 无菌物品应存放于清洁室内专柜内，并由专人管理。进入时必须洗手、戴口罩、戴帽子、更衣、换鞋。禁止非工作人员进入。

四、灭菌工艺质量不合格的风险与管理

（一）原因

1. 生物、化学监测未按规定执行。

2. 灭菌锅损坏。

（二）风险表现

1. 临床误用不达标的消毒物品。

2. 生物、化学监测均不达标。

（三）处理

1. 立即召回下发的可能不达标的消毒包。

2. 查找原因，及时与灭菌锅厂家联系维修。

3. 对不达标或疑似不达标的消毒包重新清洗、包装、灭菌。

（四）预防

1. 每月进行嗜热脂肪杆菌、芽孢菌片生物学监测，每日消毒前进行 B－D 试验监测，监测冷空气排除效果，用化学指示卡及 3 M 化学指示胶带按规定进行严格监测。

2. 定期进行灭菌锅的保养和维修，并有记录。

（樊晓珂）

第七章　护理行政管理制度

一、护理部工作制度

（一）组织体系健全

在分管副院长领导下，实行护理部主任负责制和护理部主任、科护士长、护士长的三级管理制。

（二）实行目标管理

根据医院的中心工作、年工作计划及医院整体发展规划，结合临床医疗和护理工作实际，制订护理工作长远规划及发展目标，医院护理工作年、月工作计划及管理目标，报请主管院长批准后，具体组织实施。计划落实率必须大于80%。

（三）制定落实规章制度、流程、标准

依据相关法律法规，建立完善各项护理工作制度、工作流程、工作质量评价标准、护理技术操作常规及各级护理人员工作职责，并定期评价贯彻执行的效果，不断完善规章制度，提高科学管理的水平，促进护理质量不断改进，全面实施以患者为中心的整体护理。

（四）合理调配护理人力资源

遵循以人为本、能级对应、结构合理、动态调整的原则，按照护理岗位的任务、所需业务技术水平、实际护理工作量等要素科学配置护士，加强对护士人力资源的科学管理。

（五）落实护理质量评价，确保护理安全

1. 建立完善护理质控网络、护理质量监控制度和运行程序。

2. 制定病区管理、基础和专科护理管理、消毒隔离、服务品质、护理文书等护理质量评价标准，并建立可追溯机制。

3. 定期对各科（病房）进行检查，了解或参加各科开展的新业务、新技术及危重患者的抢救。分析护理工作质量，发现问题及时解决，并做好记录。对急诊科、ICU、手术室、血液净化等部门进行重点管理，定期检查、改进。

4. 建立与完善主动报告医疗安全事件与隐患的制度与激励措施，积极查找安全隐患，能够应用对护理不良事件评价的结果，改进相应的运行机制、工作流程、工作制度，重点改进常见不良事件护理环节的管理制度、应急预案与处理程序，确保患者安全。

（六）定期深入临床，加强对护士长工作的具体指导，充分发挥护士长的作用

健全护士长考核标准，发现问题及时解决。

（七）有计划、有目标、分层次实施各级护理人员的教育培训，不断提高专业理论水平和专业技能

有护理梯队建设和各类护理人员培养计划，并组织实施。

（八）有全院性的职业道德、法律、法规等教育计划

努力提高护理人员职业情操和依法执业能力。

（九）加强护理信息管理

充分发挥网络作用，实施医院护理动态管理，每月做好护理工作量、压疮、输液反

应、差错、一级护理天数、护理人员出勤率等护理工作信息统计，并积极收集国内外护理专业发展信息，充分整合利用。

（十）护理部有健全的会议制度

护理部有健全的会议制度并注重会议的必要性和有效性。

（十一）应对突发事件

制定重大抢救及特殊事件报告制度，建立突发事件护理人力、物力调配预案，并定期培训演练，配合医院整体行动，协调、指导全院护理应急调配。

（十二）资料管理制度

重大事件、大型活动结束后由护理部助理员负责做好资料分类、整理、归档等，管理规范有序，需销毁的资料须经主管领导的同意。

二、护理会议制度

（一）院工作会议

护理部主任参加院交班会、周会、办公会、常委会等会议，掌握信息，保持护理工作与医院工作的一致性。

（二）部务会

每周召开1次，由护理部主任主持，参加人员为护理部的全体人员。主要内容：传达医院会议或工作的要求，小结上周工作任务完成情况，研究及布置本周工作任务，分析护理质量及讨论有关工作事宜。

（三）护士长例会

每月召开1次，由护理部主任主持会议，全院护士长、护理部全体人员参加。护士长因出差、休假等原因不在位时，由副护士长或代理护士长参加。参加会议者须认真记录，并及时、准确地向护士传达。会议主要内容：总结上月工作，布置当月计划；分析讲评存在问题，提出改进措施；传达上级有关指示及会议精神，组织护士长学习业务，交流护理管理信息。

（四）护理质量及护理安全分析会

每季度召开1次，由护理部主任主持或委任专职质量控制护士长主持，全院护士长及护理骨干参加。针对本季度护理质量现状进行讨论、分析和讲评，剖析存在问题，提出整改措施，明确下一步质量控制重点。

（五）护理质量管理委员会议

每半年召开1次，由护理部主任主持，全体护理质量管理委员参加。对护理质量存在的重难点问题，进行根本原因分析，研究讨论整改方案，修订质量标准，以达护理质量持续改进。

（六）全院护士大会

1."5.12"护士节庆祝大会

每年"5.12"护士节之际召开，由护理部主任主持，全院护士和部分实习护士参加，举办各类活动。

2. 护理学术论文交流会

每年举办 1 次，由护理部主任主持，全院护士和部分实习护士参加。各片区推荐论文进行全院性交流，评选优秀论文并给予表彰和奖励。

3. 护理工作讲评会

每年召开 1 次，由护理部主任主持，全院护理人员参加，邀请分管院领导参加并作指示，总结年度护理工作，对部分先进护理单元及优秀个人进行表彰和奖励，并布置下年度护理工作任务。

（七）护士座谈会

每年 1 次，由护理部主任主持，护士长及护理骨干参加，研讨年度工作计划，提出实施方案。

（八）片区内护士长例会

由片区护士长主持，本片区内护士长参加。主要内容：片区护士长总结和布置本片区月工作；传达上级会议精神；分析本片区的护理缺陷及急需解决的问题；汇报专科护理工作情况。

（九）病区护士会议

每周召开 1 次，由病区护士长主持，病区护士参加，总结上周工作，传达上级会议精神，部署本周重点工作任务。

（十）护理晨会

由护士长主持召开，时间一般为 10～15 分钟，全体护士都应当穿工作服站立进行。进行上岗前着装仪表检查监察及护士交接班，进行护士业务提问及护理教学提问。

（十一）工休座谈会

由病区护士长或指定专人主持召开，患者及陪护人员代表参加。科室每月 1 次，听取并征求住院患者及其家属的意见，加强协作，改进工作，需要解决的问题做好记录及答复。

特殊情况下，各类护理会议可临时召开。每次会议做好记录，会议记录保存 4 年。

三、护理部行政管理制度

1. 各级护理人员认真履行岗位职责，严格遵循质量标准，按日程、周程安排完成各项护理工作。

2. 护士外出进修、参观学习、参加学术活动等需事先由护理部计划安排，经科主任及护士长批准，并填写外出审批表，报护理部审批、备案，必要时报院政治处。

3. 新护士需到护理部报到，进行摸底考核并接受岗前培训。

4. 在护理部借阅的各种书籍、文件或借用各类用物等，需办理借阅或借用手续，并按指定日期归还。

5. 在护理部领取各种物品、护理用具等，需填写领取物品等级表，以备核查。

6. 科室临时安排特级护理等护理班次需上报护理部，由护理部审核后，与食堂联系夜班饭。

7. 凡开具外出、投稿等介绍信，或在各类证明、回执上盖章等事宜，需由科室护士长与护理部分管助理员联系。

8. 护士长休假、病假及事假按规定程序审批后报护理部备案，同时上报代理护士长姓名及联系方式。

四、护理质量管理委员会工作制度

1. 护理质量管理委员会在护理部领导下，按护理质量管理职责，负责全院护理质量控制与改进的管理工作。

2. 动态掌握国家各级卫生行政部门下发的护理质量控制标准，结合医院护理工作特点，及时制定、修订医院护理质量控制标准，并做好培训、指导及落实。

3. 制订完善护理质量监控计划及工作考核内容，并监督落实。

4. 各级质控人员采取定期及随机检查的方式，对护理质量进行检查，对检查中发现的问题及时汇总、及时反馈、跟踪问效。

5. 每季度组织护理质量分析会，对本季度检查中发现的普遍问题、重点问题、难点问题进行分析讨论，提出改进措施，促进护理质量的持续改进。

6. 定期组织召开质量委员会会议，对质量检查中存在的问题，进行根本原因分析，讨论研究修订新的质量标准，以达护理质量持续改进。

7. 负责调查、讨论分析护理不良事件发生的原因并判定其性质，提出处理意见。

8. 定期组织护理人员对规章制度、护理质量相关知识、新技术、新业务的培训，提高护理人员的质量意识。

9. 每月进行护理质量综合评价，结果与科室奖金挂钩。

10. 根据护士长管理目标，每年对护士长管理能力及管理质量进行考评。

五、特殊护理单元护理质量监测制度

1. 护理部应严格管理院内特殊护理单元，包括手术室、介入诊疗室、消毒供应室、新生儿室、产房、ICU、血液透析室、急诊科。

2. 护理部应定期组织护理质量检查小组对特殊护理单元进行质量监测，制定护理质量考核标准，对发现的护理质量问题及时指出，定期整改，并对改进效果进行评价，促进护理质量持续改进。

3. 手术室、介入诊疗室重点监测各室区域划分、区域标识、护理工作流程和操作规程，以及耗材使用、消毒隔离、医院感染控制、医疗设备和手术器械清洁、消毒、灭菌、存放，高危药品、麻醉药品、抢救仪器管理等环节。

4. 消毒供应室重点监测环境布局、工作流程和操作规程，以及医院感染控制、消毒灭菌物品存放、高压灭菌设备管理、监测灭菌效果情况等。

5. 新生儿室重点监测专科护理操作规程、工作流程，对高危、疑似传染病新生儿的管理，预防管路滑脱、坠床的措施，特别是新生儿室安全、消毒隔离工作、身份识别等环节。

6. 产房重点监测专科护理操作规程、工作流程，以及感染预防、人员资质、环境及设备设施的消毒和细菌学监测等。

7. ICU、血液透析室、急诊科重点监测环境布局、工作流程和操作规程，以及隔离区域和专用物品管理、感染预防、基础护理、管道和压疮管理、高危药品、麻醉药品、抢救仪器管理，人员培训等。

六、护理质量管理及持续改进制度

1. 护理质量管理实行护理部、片区、护理单元三级监控管理。

2. 成立由分管副院长、护理部主任、片区护士长等人员组成的护理质量管理委员会，下设各护理专项质量督导组，主要负责医院护理质量的日常监管和组织协调工作，以及制定护理质量控制方案、组织实施护理质量管理检查监督、标准制定和修改、资料汇总分析、质量体系维持等工作。

3. 科室护理质量管理工作由各科护士长负责组织开展。

4. 医院护理质量管理委员会及科室护理质量控制组应根据国家有关要求，结合本院工作实际和具体条件，制定护理质量控制方案，内容包括护理质量管理目标、计划、标准、措施、效果评价及信息反馈等，并组织实施。

5. 加强对全体护理人员的质量管理教育，树立质量意识，参与治理质量管理。

6. 质控办法

1）病区自查：各护理单元质控小组结合本病区实际，制定本病区护理质量检查办法，每月对病区护理质量全面检查，并针对上月检查的薄弱环节重点检查，根据责任制护理落实情况，对每名护士进行护理质量评价，并与个人绩效挂钩。

2）片区督查：各片区总护士长每月进行重点项目督查，对较严重的护理缺陷，总护士长发放督导单，责令护士长分析原因，限期整改。每季度组织护士长进行质量分析及讲评。

3）医院检查

（1）日常督导：护理部定期深入病区进行护理质量的督导与检查。对检查中存在的问题及时指导，对较严重的护理缺陷，护理部发放督导单，责令护士长分析原因，限期整改。

（2）节假日及夜班督导：护理部组织节假日及晚夜间护理质量督查，并做好相关记录。

（3）护理质量专项检查：各护理质量检查小组按照分工每月进行护理质量的专项检查，重点检查薄弱环节。每季度全覆盖检查1次，将检查结果汇总反馈。

（4）每月将质量专项检查、日常督导及节假日晚夜间督导情况汇总，在医院局域网上反馈给科室。

（5）护理部每季度召开护理质量分析会议，总结质量检查中存在的问题，分析原因，提出改进措施，以达到护理质量持续改进的目的。

7. 建立、健全登记及统计制度。科室和护理部建立护理质量检查分析记录本，护理部每月通过局域网向各科室反馈通报科室质量管理情况。

8. 护理质量检查结果与评优和奖惩相结合，并作为医院管理的重要评审内容。

七、护理部日常工作管理规定

（一）护理部工作日程、工作周程

1. 工作日程

1）每日8时听取夜间值班护士长和助理员汇报前一日护理工作情况。

2）每日下科室巡查，指导分管科室的护理、训练及科研工作。

3）按护理部工作计划完成助理员分配的各项工作。及时收集科室相关护理工作情况。

4）完成领导交办的各项工作任务并及时汇报。

5）按要求参加医院组织的各类会议和活动。

2. 工作周程

1）周一：参加院机关交班会。

2）周二、周四：召开部务会，护理部全体人员参加。

3）周三：上午护理部主任查房日，护理部全体人员跟随查房，按分管科室进行护理巡查，下午组织业务培训或学术活动。

4）周四：下午跟随院领导、部门负责人进行全院大查房。

5）周五：上午汇总本周工作并书写周会内容；下午参加院周会。

6）周六：上午检查护士长及实习护士在位情况。

（二）护理部年度常规工作

1. 护理质量监控工作

1）年初制订护理质量管理计划。

2）每月下旬护理部人员分组对全院护理工作进行月检查，并召开部委会研究当月全院护理工作。

3）每月助理员按分管科室征求患者对护理工作的意见。

4）每季度组织对住院患者进行满意度问卷调查。

5）每月上旬召开护士长例会，进行月工作分析与安排。

6）每季度组织召开护理质量分析会。

2. 护理训练工作

1）年初制订年度训练计划。

2）2、3、4月份分层次组织护理理论与技能训练。

3）5月份进行全院护理理论与技能考核与竞赛活动。

4）每季度组织抽考护理理论考试。

5）6、7、8月份进行低年资护士规范化培训；组织对新护士、实习护士进行岗前培训。

6）每季度组织召开护理质量分析会。

7）9、10月份组织进行以专科理论与专科技能为主的训练及考核。

8）11月份进行全院护理人员年度护理理论考核。

9）每月下科了解实习护士实习情况，并召开实习护士座谈会。

10）每月按计划组织全院护理人员参考知识更新讲座、继续教育培训活动及院内学术活动。

11）按计划接收进修、实习人员。

12）10月份进行继续教育项目完成情况总结及下一年度培训项目申报。

13）11月份进行医院护理人员年度学分统计及训练工作总结。

3. 护理科研工作

1）11月份收集汇总上一年度正式刊物发表的护理论文和专著。

2）第一季度组织各类护理学术会议的征文、评审及投稿。

3）按计划组织护理人员医疗及科研成果奖的申报工作。

4）按计划组织护理人员科研知识讲座、远程教学活动。

5）11月份征集优秀护理论文并筹备医院护理论文报告会。

6）12月份召开医院年度护理论文报告会，评选优秀护理论文。

4. 总结及考评工作

1）每年5～6月对全院聘用护士进行年度考核、评价。

2）每年6月进行半年工作总结。

3）每年12月进行全院护士长述职及全年护理工作总结。

八、护士长管理规定

为进一步加强护士长队伍建设，强化护士长的管理职能，提高护理管理执行力，确保临床护理质量及安全，参照《中华人民共和国护士管理条例》《中华人民共和国劳动合同法》和《护士长职责》制定本规定。

1. 认真履行护士长职责，全面负责护理单元的护理和行政管理工作。

2. 护士长应深入临床第一线，及时掌握病区危重症患者的病情及各类护理人员的思想稳定情况，并及时逐级向科主任、片区护士长、护理部汇报。

3. 按照护士长年度护理质量目标管理的要求，完成各项指标，每月按时完成护士长各类管理资料台账相关内容。

4. 护士长上午工作时间应在病房指导检查工作，原则上不得离开病区，下午可在护士长办公室进行书写、整理资料或排班等相关事宜。

5. 遇突发事件时，护士长应坚决服从并执行护理部的人力资源调配指令。

6. 护士长不得私自接受厂家试用护理产品，必须经相关部门审核同意后统一安排试用。

7. 护士长要认真组织全体护士学习领会各级下发的管理文件。

8. 按照护理部统一安排参加晚夜间、节假日及双休日护理质量查房，并认真如实记录查房情况。护士长值班不得随意私自调班，特殊情况不能按时参加查房者应提前1周向护理部申请调班，并报分管助理员。护士长在值班期间，应坚守岗位，不得离开医院，保持通信畅通。护士长参加晚夜间院护理值班不积休。

9. 外院护理人员入科进修或实习必须由护理部统一安排，护士长不得擅自接收。

10. 护士长应及时向片区护士长及护理部上报科室护理人员的流动情况，并以书面形式上交护理部备案。

11. 护士长应按要求对各级护理人员进行科学弹性排班。

12. 原则上护士长在正常工作日不安排休息，如有特殊情况需要调休或请假应向护理部报告备案。国家法定节假日护士长应主动带头值班，原则上放假期间，至少值班 1 天。护士长节假日值班要求不得不到、迟到或提前离开病房。

13. 护士长应准时出席护理部组织的各类会议，原则上不允许请假，因特殊情况不能出席者应提前向护理部主任请假并报护理部备案。

14. 护士长外出参加会议、学术交流、参观学习等需填写《学术活动审批单》，经护理部主任审批，院领导批准，并将审批单与会议通知单或邀请函同时上交护理部备案。

15. 护士长每年完成 1 次岗位述职，其履行职责情况与护士长任期考评挂钩。

九、护士长教育培训制度

1. 培训目标

加强护理管理队伍建设，建立并实施护理管理人员的岗位培训制度，开展对护理管理人员的规范化培训，尽快培养一支既精通护理业务又具备科学管理知识、能力的护理管理队伍。

2. 培训要求

从每一位护士长走上护理岗位开始，明确培训目标，对护士长重点培养行政组织管理、护理质量与风险管理策略、护理岗位能级培训、护理团队沟通与合作、护理服务流程化管理，教学、科研管理等。

3. 培训内容

1）管理培训

（1）护士长管理培训班。对象：护士长及护理骨干。

（2）新护士长岗前培训班。对象：新上岗的护士长和后备护理管理人员。时间：每年第二季度。学时数：12 学时。内容：根据国家、军队要求适时修订培训计划。

2）质控培训

（1）卫健委关于护理质量控制的相关文件内容。

（2）质量检查跟踪培训：每季度汇总和公布重大监控项目结果，安全质量讲评，患者满意度动态分析。对象：护士长及护理骨干。

3）继续教育

根据国家继续教育项目年度计划，由护理部安排护士长分期、分批参加全国的各类继续教育学分项目培训，取得的学分计入学分手册，作为年度考评指标之一。

4）教学培训

临床护理师资培训班。培训对象：护师以上人员，包括护理管理人员；举办时间：每年 7 月初。

5）科研培训

由护理部科研组负责组织护士长科研能力的培养。培养内容：根据科研组计划安排；时间：每半年1次。

4. 培训考核

按照护士长目标责任管理书的管理要求完成各项指标，其中护理质量等各项检查内容参照《护士长工作手册》上的有关要求，各级护士的业务管理遵循《继续教育学分手册》上的标准。年终针对全年各项护理指标的完成情况进行总结，参加年度述职考评。

十、护士管理规定

1. 所有进院护理人员需通过医院公开、公平、公正的招聘考核。

2. 凡在医院工作的护士，必须通过卫健委统一执业考试，取得中华人民共和国《护士执业证书》。未经护士执业注册者不得单独从事护理工作。

3. 护士必须依照《中华人民共和国护士条例》规定从事护理活动，履行保护生命、减轻痛苦、增进健康的职责。

4. 从业护士必须按期注册，护士执业注册有效期为5年。

5. 进修护士、实（见）习生必须执行本院《实习生管理规定》和《进修生管理规定》，辅助护士必须在护士的指导下协助护士从事临床生活护理和部分基础护理工作。

6. 护士在执业中应当正确执行医嘱，观察患者的身心状态，对患者进行科学的管理，遇紧急情况应及时通知医生并配合抢救，医生不在场时，护士应当采取力所能及的急救措施。

7. 护士执业必须遵守职业道德和医疗护理工作的规章制度及技术规范，防范护理不良事件发生。

8. 护士有承担预防保健工作、宣传防病治病知识、进行康复指导、开展健康教育、提供卫生咨询的义务。

9. 护士在执业中应当尊重、关心、爱护患者，保护患者的隐私，不得泄露患者的隐私，但法律另有规定者除外。

10. 遇有自然灾害、传染病流行、突发重大伤亡事故及其他严重威胁人群生命健康的紧急情况，护士必须服从卫生行政部门的调遣，参加医疗救护和预防保健工作。

11. 护士依法履行职责的权利受法律保护，任何单位和个人不得侵犯。

12. 护士执业违反医疗护理规章制度及技术规范的，由医院护理管理部门视情节予以警告、责令改正、处罚、中止在本院执业，并上报卫生行政部门中止其注册甚至取消其注册。

13. 新入院的护理人员经岗前培训，考核合格后方能进入临床科室工作，试用期为3个月。

14. 试用期满考核合格后进入3年培养期阶段，期间采取严格培训考核，并实行进阶制。3年培养结束，考核合格者，方可进入专科护士培养阶段，执行专科护士培养方案。

15. 护理人员应按照不同岗位、不同层次进行考核。每人每年需通过规定的理论、常用操作技术考核，考核不合格者继续培训，直到合格。

十一、护理人员排班规定

1. 护士长或代理护士长负责科室护理人员的工作安排。坚持 8 小时工作制的排班原则，护士每周应完成 40 小时工作。

2. 排班应体现责任制整体护理、人员新老搭配、合理安排、弹性排班的特点。

3. 办公及总务班相对固定人员，以保证工作质量和物资管理有序。

4. 上连班者（如 8：00 到 16：00）者，安排 1 小时的进餐时间。

5. 中夜班遇有病事假等，原则上将下一人提前。

6. 每周上班满 3 天休息 1 天，满 5 天休息 2 天，不满 3 天者不安排休息。

7. 护士不得私自换班、替班或无故缺勤，特殊情况须经护士长同意后方可换班，且必须更换排班表。

8. 凡病假、事假视为缺勤。病假须出具院保健室病假证明，一般情况不允许电话请假。除急诊外，夜班护士的病假条须于当日 11：30 以前交护士长；事假须经护理部批准，违反请假管理要求者按旷工处理。

9. 当病假、事假与休息、休假重叠在一起时，一律不予补休。若病假和事假用休假或休息日顶替可不算缺勤。不跨年度补休。护士休假须提前报告护士长，并递交休假报告，以便妥善安排。

10. 妊娠 7 月起不上中夜班，产后每日给 1 小时哺乳时间，至小儿 1 岁止。

11. 护士长上行政班，上午坚守病房工作，业务外的事下午酌情处理。护士长应酌情参加节假日临床值班，特殊情况适当代班。

12. 护士长应按时、按要求完成排班。各科室护士排班表一式两份，每周六将其中一份发送护理部备案。

十二、节假日值班查房及夜间总值班制度

节假日及夜间护理质量是全程护理的薄弱点。为强化这一时间段的护理质量监控力度，提高医院护理质量，确保护理安全，制定本制度。

1. 节假日值班查房

护理部人员轮流参加节假日值班，负责护理急诊抢救协调、护理工作督导检查等任务。

2. 护士长夜间查房

值班人员由全院各病区护士长及护理部人员组成，分组轮流承担，每日 2 名，值班时间 17：00～次日 8：00。护士长服从护理部排班。遇有特殊情况需要调班时，应到护理部备案。

1）值班者要履行职责，严肃认真，查房不走形式。夜间查房期间按规定着装，佩戴胸卡。夜间查房数量要求：夜间查房科室数量不小于全院科室数量的 60%；与前几次查房重复 3 个病区。

2）掌握护理质量标准与病区管理要求，查房要认真细致、实事求是，真实客观地反映各护理单元护理工作状况，对有违反劳动纪律、病房管理及护理操作规程者，应当

面指出并现场予以纠正，并记录时间、事由，请当事人签名。

3）护理夜间总值班职责：行使护理部工作职权，负责检查指导全院护理工作。查房内容包括：

（1）检查一级护理、病危、病重、当日手术以及有病情变化的抢救患者的病情观察、治疗处理、护理措施的落实情况，给予必要的协调与技术指导。

（2）检查晚夜班交接班的形式与内容、危重患者床边交接班情况及夜班护理措施落实情况。

（3）检查危重、一级护理和输液患者巡视制度与护理操作规范及双人核对制度的落实情况。

（4）监督、检查病区环境、卫生及安全状况及麻醉药、抢救器械的使用，加强患者、陪护人员管理等，发现问题及时与有关部门联系并协调解决。

（5）检查值班者是否符合岗位要求，包括个人仪表、劳动纪律；检查办公室、治疗室的卫生状况和物品摆放是否符合规范。

（6）夜间总值班期间，遇急、危、重症患者抢救及护理工作中的疑难问题，要及时给予技术上的指导及工作协作；遇有突发事件，要及时上报总值班、护理部，承担组织协调职责。

4）认真填写护理总值班夜查登记本，并做简明扼要的查房小结，内容包括：对护理工作出色、病区管理好的护士和病区给予表扬；记录突出的好人好事和严重违纪的人和事；协调指导病区解决了哪些问题；存在的主要问题及需要护理部协调解决的事项与建议。

5）值班记录本按值班顺序进行交接。

6）每天8：00前上报护理部"护理总值班夜查情况"，每月底由护理部汇总重点问题，进行原因分析，提出具体解决办法，次月在护士长例会上反馈。

十三、护理请示、报告制度

1. 各科室在进行重大抢救活动及特殊病例的抢救治疗时，应根据情况及时向护理部、有关部门或院领导请示、报告，以便随时掌握患者情况，协调各方面的工作，更好地组织力量进行及时有效的抢救护理。

2. 凡有下列情况，必须及时请示报告

1）收治甲类传染病或卫生行政部门指定上报的传染病，发生群伤如重大交通事故、中毒、严重工伤等，需要紧急调动护理人员抢救患者时。

2）收治有自杀迹象及涉及法律、政治问题的患者。

3）发生医疗纠纷、护理意外事件、严重的护理差错、输液输血反应、院内发生压疮、暴发院内感染以及其他潜在的严重影响患者安全的问题。

4）贵重器材或毒、麻、精神药品损坏、丢失，以及发现成批药品、医疗用品质量问题等。

5）购买较贵重的护理仪器、用具及侵入性的护理用品；首次开展护理新技术和创新护理用具首次在临床应用；增补、修改护理规章制度、技术操作常规。

6）护士因公出差，院外进修、学习等，科室接受非常规来院进修、参观的护理人员等。

7）护士发生职业暴露或其他护理工作方面的重大问题。

8）知名人士、境外人士、本院工作人员等的抢救。

9）危重及特殊病例并需要安排特殊护理的抢救。

3. 报告程序及时限

参加抢救的护理人员应立即向科室领导及护理部报告。节假日、夜间向科主任、护士长、护理夜间值班护士长、护理部值班员报告。

十四、护士注册、执业管理制度

1. 严格按照《中华人民共和国护士条例》，执行护士注册、执业管理。

2. 凡具有国家承认学历的应届毕业生需在当年报名参加国家考试中心组织的全国卫生资格考试。

3. 凡在医院护理岗位工作者必须持有中专以上护理专业毕业证书，通过护士执业资格考试和护士执业注册，具备专业护理能力，方可独立承担护理工作。在岗护士的执业注册必须在有效期内。外来护士须及时办理变更注册。

4. 护理进修人员必须具有护士执业资格，来医院进修学习需持有效执业资格证书。

5. 护士执业应当遵守法律、法规、规章和诊疗技术规范的规定，严禁超范围执业。

6. 护士注册的有效期为 5 年。

7. 注册均以单位形式办理，离开护理岗位或医院者不予办理。

十五、护理人员执业准入制度

1. 护理人员必须持护士执业证书并按规定注册，具备专业护理能力，方可从事临床护理工作。

2. 新入院护理人员须经严格岗前培训与考核，合格后方可上岗。

3. 参加科室及医院组织的培训与考核，年度考核合格，继续医学教育合格。

4. 护理人员的资质（包括技术能力、服务品质、职业道德等）至少每 5 年重新认定 1 次。

5. 护理人员在执业活动中，必须严格遵守医疗卫生管理法律、法规、规章、诊疗护理常规和规范。

6. 护理人员执业二级准入制度包括夜班护士准入制度、专科护士准入制度、特殊护理岗位专业护士准入制度。专科护士准入制度由省级卫生行政部门组织实施；夜班护士准入制度、特殊护理岗位专业护士准入制度由省、市卫生行政部门领导和监督管理，各级卫生行政部门制定相应的准入标准和实施方案，医院组织实施。

十六、特殊护理岗位人员准入及管理制度

1. 特殊护理岗位护士实行院内专科护士准入管理，未取得专科护士准入资质的护士不得独立从事专科护理工作。

2. 特殊护理岗位护士包括从事手术室、ICU、血液透析室、急诊科、介入诊疗室、产科助产护理工作的护士。

3. 专科护士必须取得护士执业证书，助产士还需获得母婴保健技术考核合格证书，未经护士执业注册者不得独立从事专科护士工作。

4. 护理部定期对新上岗的特殊岗位护士进行相关理论、专业技术和岗位能力培训及考核。考核合格者，给予相应岗位专科护士资质准入，发放证书，方可独立从事专科护士岗位工作，并享受有关待遇。

5. 护理部定期对已经取得资质准入证书的专科护士按照标准和程序进行资质维护验审，每3年验审1次，验审不合格者将取消专科护士资格，重新申请认证。

6. 专科护士应加强对专科知识和技能的学习，不断提升专科知识和技能水平。

十七、专科护士培养使用及管理规定

为加强医院护理人才培养，促进护理队伍建设，进一步探索专科护士制度，提高护理专业技术水平，特制定专科护士的培养使用及管理规定。

（一）专科护士的选送制度

1. 专科护士甄选条件

1）专业思想牢固、爱院爱岗、有较强的学习沟通能力，身心健康。

2）在医院从事护理专业5年以上，从事相应专科护理工作3年以上，有一定的专科护理知识和技能，大专或以上学历的注册护士。

2. 专科护士选送上报程序

1）各科室结合本专业护理发展需求，在综合考虑科室人员综合素质、年资能力、发展潜力等因素的前提下（重点考虑本专科护理业务、教学骨干），推荐符合条件的人选，并将名单上报护理教育训练管理委员会。

2）护理教育训练管理委员会汇总各科室上报人员的数量，通过资格审核、业绩考察，向护理部提出年度专科护士选送名单及建议。

3）根据优中选优、先急后缓的原则，护理部确定院级选送人员名单及培训时间安排，提请院办公会研究。

4）确定外出参加专科护士培训的人员，与医院签订《专科护士目标责任书》。在外学习期间，应加强与护理部的联系。护理部将采取各种方式与培训基地或机构交流，了解掌握专科护士在外学习及生活情况。

（二）专科护士岗位准入制度

1. 符合专科护士任职资格，经选送参加省级以上卫生行政部门或专业学会组织的专科护士培训班，获得相应的专科护理培训资格证书。

2. 具有丰富的临床护理工作经验，精通本学科基本理论、专科理论和专业技能，熟练掌握相关专科危重患者的抢救技能。

3. 有及时跟踪并掌握国内外本专科新理论、新技术、新方法，并积极应用于临床的能力。有组织、指导临床教学、护理科研的能力。

4. 参加院内专科护士培训，经考核合格。

5. 接受国家级或省级卫生行政部门或专业学会组织的专科护士培训，考核合格，并取得相应的专科护士执业资格证书。

（三）专科护士的使用及管理制度

1. 专科护士应作为本专业科室护理业务骨干使用，可担任本科护理组长，在做好自身临床护理工作的同时，负责指导和检查小组内其他护理人员的工作落实情况。对本专业新技术、新业务开展发挥作用。

2. 参与护理管理工作，协助护士长开展本科室护理管理工作。在护士长领导下，负责本专科护理人员的专业指导；参与检查本专科护理人员的服务质量，评价护理质量和效果；制定、修改、完善护理常规；协助护士长制订本专科护理发展计划和三年规划。

3. 承担护理教学和护理研究工作；承担护理大专以上学历护理人员及进修护士的临床带教任务。积极探究专科的最新知识与技术，并传授给科室护理人员，推动护理新业务、新技术的开展，并从中进行护理研究。

（四）专科护士考评制度

为保证专科护士知识水平和技术能力的不断提高，医院护理部每年度对专科护士进行考核。

1. 学习汇报，专科护士培训学习返院后2周内制作学习汇报课件并进行院级汇报。

2. 承担教学任务，每年度带教实习护士、进修护士3人次以上，年度内完成院级授课1次。

3. 学习情况考核，参加医院及护理部组织的学术讲课，到课率达标；完成本年度护理继续教育学分。

4. 科研情况考核，每年在省级或以上学术期刊发表论文1~2篇。

5. 离岗（病假、产假、外出进修等）3个月以上者，需科室对其进行新增制度、流程及标准等培训考核，合格后方可返原岗位工作。

十八、护理人力资源紧急调配制度

机动护士人力资源库（简称机动护士库）作为护理人力资源的一个储备，对提高护理援助质量及应急能力，解决护理人力相对不足的现状起到重要作用。建立机动护士库并进行科学管理是优质护理服务示范工程的要求，是保证患者安全，维护护士权益的重要举措。为加强护理保障能力，规范护理服务行为，保障生命安全，确保紧急状态下护理人员能迅速调配、抽组到位，冲得上、展得开，最大限度地为患者提供优质、高效、有序的救护服务，特制订护理人力资源紧急调配方案。

"紧急状态"是指突发性的现实危机或者预期可能发生的危机，在较大空间范围或者较长时间内威胁到公民生命、健康、财产安全，影响国家政权机关正常行使权力，必须采取特殊的应急措施才能恢复正常秩序的特殊状态。导致出现紧急状态的因素中与医院密切相关的有严重自然灾害、非战争条件下突发公共卫生事件、战时紧急人力抽组、特殊危重患者护理、病房紧急缺编等突发事件。制订发生紧急状态下的护理人力资源调配方案，可确保一旦进入医院或上级主管部门宣布的紧急状态，医院护理人员能够高效有序地投入到救护中去。

（一）做好应急准备

1. 建立以分管院长领导，以护理部主任为组长，护理部成员及护士长为组员的医院紧急状态下护理人力资源调配领导小组，负责全院护理人员调配。

2. 加强人力资源储备管理，从各科室选拔人员建立机动护士库，组成应急调配小组，并指定负责人，当遇有紧急任务时统一调配。

3. 护理部有计划、有组织、有系统地对护理应急调配小组成员进行针对性训练，提高成员的专科理论知识、实践技能及应急反应能力。要对参加传染病小组的人员进行消毒隔离、传染病相关知识培训。

（二）报告程序

凡遇到突发公共卫生事件、传染病流行、突发重大伤亡事故及其他严重威胁人群健康的紧急医疗抢救、特殊急危重患者护理、病房紧急缺编等突发事件，各科应及时向护理部报告。

1. 正常上班时间：护士→护士长、科主任→片区护士长→护理部主任→分管院长。

2. 中班、夜班、节假日：护士→护士长、科主任→片区护士长→总值班→护理部主任→分管院长。

3. 特别紧急情况下，可根据具体情况越级上报或直接通知相关人员，或向其他科室人员请求紧急援助。

（三）发生紧急状态下的护理人员调配程序及授权规定

1. 发生大规模传染性疾病时护理人力资源调配

1）国内或地区发生大规模或急性传染病时，启动紧急状态下护理人员调配方案。

2）护理人力资源调配授权：由医院紧急状态下护理人力资源调配领导小组负责全院护理人力资源调配。

3）以传染科为基础，增设隔离病房，传染病护士长为组长。

4）护理人员不能满足时，从应急小组中抽取，对增援人员进行强化培训后上岗。

5）组织专人对全院护士进行相关知识培训和检查。

2. 发生大规模灾难性事故、特重大事故成批患者抢救时护理人力资源调配

1）当某地区发生大规模灾难性事故或特重大事故有成批患者抢救时，需要医院紧急出动人员进行急救和支援时，启动紧急状态下护理人员调配方案。

2）护理人力资源调配授权：由医院紧急状态下护理人力资源调配领导小组负责全院护理人力资源调配。

3）护理部根据事件情况，以急诊科护理单元为基础，紧急调动院内急救小组成员组建抢救队外出抢救；急诊科护士长按患者轻重合理安排救护力量，实施救护工作。

4）护理部通知各科室停止市内休假人员休假，补充科室临床护理力量。必要时取消所有护理人员休假，

5）组织外科增设病床（楼层由下至上），准备接收患者。

6）根据灾难实际情况从非手术科室抽取相应数量的护士，分成若干小组，每组2～3人，由高年资护士任组长，补充急诊科护理力量，确保绿色通道通畅，迎接大批

患者。

3. 发生大量放射线泄漏事故时护理人力资源调配

1）当发生大量放射线泄漏事故时，需要医院紧急出动进行抢救和支援时，需要启动紧急状态下护理人员调配方案。

2）护理人力资源调配授权：由医院紧急状态下护理人力资源调配领导小组负责全院护理人力资源调配。

3）抽调相应数量护士组建急救小分队，协助放射专业医生进行抢救和支援。

4）增设病床，准备接收患者，应急机动组护士进行增援。

4. 发生院内紧急情况时护理人力资源调配

1）当护理单元内部因护理人力资源相对短缺或病区遇重大抢救时的人力调配困难，影响护理单元内部正常开展工作时，需要启动紧急状态下护理人员调配方案。

2）护理人力资源调配授权：当一般紧急状态，问题能够在病区或片区解决时，如医院遇特殊情况需紧急抽调护理人员，需要调配的人员在 2 人以下（含 2 人）时，首先由各病区护士长调整本病区轮休、补休护士参与人力资源的应急调动，并及时报告片区护士长进行协调指导，如病区内调配不能满足需要时，则报告科室总护士长或主任，在本片区各病区间调配。

3）调配本科人员不能满足应急需要或需要调配人员在 2 人以上时，科室护士长应及时上报护理部，申请人力支援。

4）护理部负责根据科室任务和护理单元收治患者情况，按照忙闲互补、相关科室相互支援的原则在院内进行人员调配，院内科间无法协调时，护理部可安排机动护士库人员对繁忙科室进行支援。

5）必要时取消所有护理人员休假。

（四）调配原则及方法

1. 制定遵循人力资源调配原则

遵循护理人力资源配置的原则和标准，根据患者数量的动态性变化、护理工作量动态性变化、护士特有生理特征的动态性变化、突发公共卫生事件等情况，适时调整护士岗位人员。

2. 人力资源调配方法

1）病区床位使用率在125%以上，或床位使用率在125%以下、一级护理以上患者大于10%时，护士长启动科室护理人员替代制度，在病区内实施弹性排班协调解决，以保证护理工作的正常运行。

2）病区内床位使用率在125%以上，一级护理以上患者在10%以上或病危患者超过8%时，护士长报告护理部，根据护理人员配置、护理工作量、工作强度、风险系数评估后确认影响护理质量安全，护理部启动护理人力资源库调配方案，调配储备库的护士实施支援，并上报分管院长。

3）护理人力相对短缺的科室，接收批量急诊或危重症患者时，护士长上报护理部，根据床护比、床位使用率及危重患者的百分比评估确认后给予护理资源调配。

4）夜班、节假日期间，接收批量急诊或危重症时，值班护士通知科室护士长和片区护士长、总值班护士长，赶赴现场指挥、参加处置和护理。如情况复杂，总值班护士长通知护理部主任、分管院长现场指挥，并实施应急护理人力资源调配。

5）机动护士库成员应时刻处于待命状态，保持通信工具通畅，因故离开本地必须提前报告护理部。发生突发公共卫生事件、大型医疗抢救，如批量外伤、疾病暴发流行及其他特大意外事件，护理部接到通知后立即上报分管院长，同时启动机动护士库，以确保紧急情况下护理人员迅速调配到位。

6）一般紧急状态，护士长启动科室紧急情况人力资源调配方案，护理部一般不启动机动库人员。如护理部组织护理专家组会诊、亲临病区确认需要调配护理人员资源应急，护理部立即调配机动库护士参加应急工作。病区紧急状态缓解后，护士长及时报请护理部撤离调配人员。

7）病区内根据护理工作量、患者数量、危重患者数实施分层次护士弹性排班。设立护理组长，增加夜班和休息日护士配置人数，各班次人员和数量安排遵循护理工作量、患者数量、危重患者数、专科疾病护理要求的弹性调整原则，增加护理高峰时段的护士人数，改进排班模式，增设早晚班、延时班等，加强基础和专科护理工作的落实，提高护理质量。

8）护理部有计划、有组织、系统地对护理应急调配组成员进行院内、外的相关专科培训，以提高机动库人员处置急危重症及突发公共卫生事件的专科知识和实践技能。

9）凡通知调配人员后，不能及时到岗者，将追究科护士长及当事人的责任，并纳入当月护理质量考核。

十九、护理新技术、新业务准入及应用管理制度

1. 护理新技术、新业务的认定

护理新技术、新业务的认定是近期在国内外护理领域具有发展趋势的新项目，在院内尚未开展过的项目和未使用的临床护理新手段被认定为新技术、新业务。

2. 护理新技术、新业务准入的必备条件

1）拟开展的护理新技术、新业务项目应符合国家的相关法律法规和各项规章制度。

2）拟开展的新项目应具有先进性、科学性、有效性、安全性、效益性。

3）拟开展的新项目所使用的各种医疗仪器设备必须具有规定的许可证和产品合格证，不得使用资质证件不全的医疗仪器。

4）拟开展的新项目所使用的各种药品必须具有规定的许可证和产品合格证，不得使用资质证件不全的药品。

5）拟开展的新项目不得违背伦理。

6）拟开展的新项目应征得患者本人的同意。

3. 护理新技术、新业务申报及准入流程

1）申报护理新技术、新业务的护理人员应认真填写《护理新技术、新业务申请书》，经本科室护士长及科主任签署意见后报护理部审阅。

2）护理部与护理质量管理委员会对开展科室护理人员资质能力、资助条件等进行

评估、讨论与审核，经充分论证并同意准入后，报请院领导审批。

3）拟开展的护理新技术、新业务必须按计划实施，凡增加或撤销项目必须经护理部同意并报主管院领导批准后方可进行。

4. 护理新技术、新业务开展前及准入实施后、临床应用时要严格遵守患者知情同意原则并有记录，必要时与患者签署知情同意书。

5. 执行护理新技术操作的人员应为高年资护士，经过该项目的专项学习培训并取得技术准入资格者，报护理部批准备案。

6. 护理部应定期对护理新项目进行检查考核。

7. 对护理新技术、新业务的有关资料要妥善保管，作为科技资料存档。

8. 新技术、新业务在临床应用后，护理部应及时制定操作规范及考核标准，列入护士培训计划及质量考核范围。

二十、护理科研管理制度

1. 护理人员应高度重视护理科研，积极参加护理科研工作。

2. 护理部建立护理科研管理组织及相关制度。设立护士教育与科研管理委员会，负责制订护理科研计划，审查护理科研题目及设计、鉴定护理科研成果，并推广使用。

3. 定期组织护理学术交流，介绍国内外先进的护理科研信息，进行相关科研知识、方法、理念的培训，并邀请院内外专家对护理科研、论文撰写进行指导，不断提高医院护理科研水平。

4. 鼓励护理人员应立足临床工作发现问题，用科研的思维和方法总结经验，积极撰写专业著作及学术论文。

5. 护理科研计划与科研项目申请书须呈报护理部审批并登记。

6. 凡受到奖励的护理科研成果须填写护理科技成果登记表上报护理部，并记入个人技术档案内。

7. 凡属科研资料，应分类妥善保管。护理人员参加会议、获奖、成果等证书及科研成果资料要复印1份上交护理部保管。

8. 每项重大的科研成果均应经上级有关部门鉴定和批准后方可推广。

9. 护理人员发表科技论文须经科室、护理部两级审批，在领取由护理部发出的论文介绍信后，方可投稿。发表后附1份复印件上交护理部。

10. 学术论文评定程序：由各病区护士长审阅后提交片区护士长审阅，之后上交护士教育与科研委员会复审，盖护理部公章，才可投稿。

11. 护理部每年根据医院相关规定，结合护理人员的论文发表数量、论文属性以及论文的影响因子等综合评价指标，对护理人员论文发表情况进行奖励。

12. 定期召开护士教育与科研委员会会议，对工作进行小结，总结成功经验，建立相关制度、规范及相关标准。

13. 科研经费的申请：由项目申请人提交项目标书（申请书），交护士教育与科研委员会评审，再交护理部主任批准，最后提交医院医务处科研办，并做好科研经费使用计划。

14. 护理论文完成要求：护师以上人员每年完成学术论文 1 篇以上，各科室每年要有一定数量的护理论文在专业期刊上发表。

（王美玲）